U0010731

失眠

臺北醫學大學附設醫院　監修

臺北醫學大學附設醫院精神科暨睡眠中心主治醫師　**李信謙**

臺北醫學大學附設醫院傳統醫學科主治醫師　**張家蓓**

臺北醫學大學附設醫院睡眠中心臨床心理師　**盧世偉**

瑜伽＆彼拉提斯老師　**李佳純**

合著

晨星出版

輕鬆好眠，擁抱健康

《失眠》一書是臺北醫學大學附設醫院醫師團隊所出的「健康家族」保健書系的第2本，日後預計出版一系列「健康家族」保健書系，主題涵蓋：失眠、感冒、便秘、頭痛、美足症、消化性潰瘍、月經、濕疹、口腔保健、關節炎等十大生活中常見的疾病，都將陸續推出。

身為醫療從業者，深深體會「擁有健康，才能擁有美麗人生！」。近幾年來睡眠醫學相當發達，或許是職場的競爭壓力太大了，導致許多人睡眠不足，身心失調；抑或是應酬太多，飲食和作息都不正常……，這一類的狀況，都容易使人體抵抗力下降，讓健康亮起了紅燈。

「健康家族」系列保健書，針對單一疾病，提出最有效且實用的保健療法，內容以西醫為主、中醫傳統自然療法為輔，並結合生活作息、飲食及運動保健，將艱深的醫學常識，透過簡單易懂的方式呈現給讀者。

本冊《失眠》系列保健書，特別邀請本院睡眠中心主治醫

師李信謙、睡眠中心心理師盧世偉及傳統醫學科醫師張家蓓針對國人常見的睡眠問題，提出有效而實用的保健療法。

書中告訴您睡不著該怎麼辦？瞭解常見的睡眠障礙有哪些？教您如何維持正常的睡眠週期？評估怎樣的失眠狀況需就醫治療，內容均由本院睡眠中心醫師提供專業意見。除了西醫之外，也從中醫理論，探討「氣」、「血」與失眠的關係。教導民眾如何從生活作息、飲食、運動等層面，提供簡單的「自癒療法」，讓睡眠不再是一件難事，是一本實用、可讀性高的健康書籍。

瞭解疾病本身，並且建立正確的醫療保健常識是很重要的。身在如此壓力、競爭的社會，能夠好好睡上一覺，是何等幸福的事！經過充足的睡眠，養足精神，才能讓身體歸零再出發，從容迎接每天新的挑戰。期盼本書提供的資訊，能幫助您改善睡眠品質，人人都能輕鬆好眠！

院長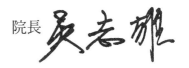

目錄　contents

失眠的主要症狀

◆持續的入睡困難

◆睡眠常常中斷

◆無法熟睡，醒來感覺睡不好

◆早上醒來的很早

◆心情不好

◆記憶力不佳

◆感到疲勞，想睡覺

失眠的種類

● **暫時性失眠：**

指短時間的失眠，常因旅行或變換環境所引起，持續的時間不超過幾天

● **短期失眠：**

時間持續約二至三週，大多由於緊張及興奮引起，隨著誘因的消失，症狀也會慢慢消失

● **慢性失眠：**

為較複雜的疾病，伴有潛在的嚴重影響，包括各種慢性身心疾病，持續時間為一個月以上。

失眠的原因

● **精神疾病引起的失眠：**
　　神經衰弱
　　心情煩燥、憂鬱症
　　壓力大
　　精神分裂

● **身體疾病引起的失眠：**
　　高血壓
　　心血管疾病
　　腸胃病
　　腦疾病

● **藥物引起的失眠：**
　　食物亦會造成失眠──常見如含咖啡因飲料等等
　　藥物的副作用──呼吸道擴張劑、類固醇、某些降血壓藥等

環境造成失眠：
● 剛變換環境不適應，難以入睡
　　噪音、亮度、室溫因素都會影響到睡眠

原發性失眠：
● 入睡困難、睡得不安穩，時睡時醒，醒過來就難以入睡…

出現以下情況應就醫

- 明顯的失眠症狀持續一個月以上，而沒有其他明顯的病因
- 服用安眠藥之後仍然無效
- 必須靠酒精或藥物才能入睡
- 害怕上床，壓力大，因為擔心睡不著

該去醫院掛哪一科？

- 精神科：

   睡眠障礙、情緒疾病、精神官能症、精神病、身心症、兒童期心智發展與兒童青少年精神疾病、老年期精神疾病、酒精、煙癮及其他物質濫用…

- 睡眠中心：

   結合神經科、胸腔科、牙科、婦產科、復健科、耳鼻喉科以及精神科等多科整合之睡眠中心。

   （詳細的醫院資料請參考附錄二）

- 因其他疾病或服用藥物影響睡眠品質，最好請原來的看診醫師處理。若還是無法恢復正常睡眠，請轉介專科醫師看診。

失眠會造成哪些後遺症？

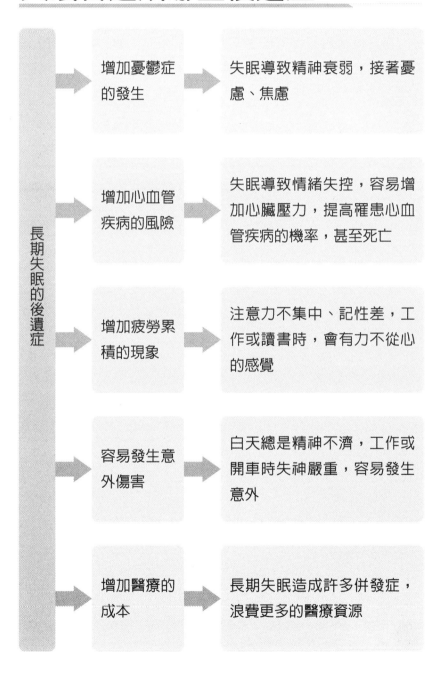

長期失眠的後遺症

增加憂鬱症的發生 → 失眠導致精神衰弱，接著憂慮、焦慮

增加心血管疾病的風險 → 失眠導致情緒失控，容易增加心臟壓力，提高罹患心血管疾病的機率，甚至死亡

增加疲勞累積的現象 → 注意力不集中、記性差，工作或讀書時，會有力不從心的感覺

容易發生意外傷害 → 白天總是精神不濟，工作或開車時失神嚴重，容易發生意外

增加醫療的成本 → 長期失眠造成許多併發症，浪費更多的醫療資源

失眠症自我診斷表

　　每個人偶爾都會有晚上睡不著的經驗，但睡不著就等於失眠嗎？要如何知道自己有失眠的症狀呢？以下的表格可提供您參考。

 失眠嗎？

請根據過去四星期的睡眠狀況勾選最適當的描述	從未如此	很少如此	偶爾如此	經常如此	總是如此
我覺得很難入睡					
我需要躺床超過一個小時以上才睡得著					
半夜會醒來三次以上					
半夜醒來，需要花很長的時間才能再入眠					
我早上常常會太早醒來					
會擔心睡不好					
會喝酒來幫助入睡					
躺床時腿部會有不安寧的感覺，需要移動一下來減緩不適					
我的睡眠沒辦法讓自己感到精神飽滿					
雖然我躺在床上的時間很長，仍覺得睡不夠					
我的睡眠沒辦法讓自己感到精神飽滿					

 如果上述問題中，您有兩個或兩個以上的答案是「經常如此」或「總是如此」，則可能需要尋求專業協助

失眠診斷流程

是否出現下列任一症狀？
1. 難以入睡（超過30分鐘以上才入睡）
2. 難以維持睡眠（半夜或是清晨醒來後就不易入睡）
3. 難以恢復精神（無論怎麼睡好像都睡不飽）

 否   若仍有明顯白天嗜睡，需考慮多眠症狀。

 是

上述症狀出現的頻率，每週至少有3天以上？ 否   注意睡眠衛生，慎防失眠纏身。

 是

持續時間超過一個月以上？ 否   短暫性失眠，多半因為生活事件或是睡眠環境改變引起，若反覆出現，可考慮短暫藥物治療。

 是

失眠發生的期間，同時經歷身體不適或是生理疾病？ 是   可能為身體疾病引起之次發性失眠，須先處理原發之生理疾病。

 否

失眠發生的期間，有服用任何藥物？ 是   考慮調整或者是更換引起失眠之藥物。

 否

失眠發生的期間，白天亦有明顯焦慮或是憂鬱的情緒困擾？ 是   建議尋求專業精神科醫師確認是否有精神心理疾病。

 否

是否出現下列任一症狀？
1. 手腳有不自主的異常抽動
2. 常有坐立難安的感覺
3. 嚴重的打鼾或是睡眠中被注意到有呼吸暫停的現象

 是   建議赴睡眠中心做進一步評估原發性睡眠疾病之存在。

 否

原發性慢性失眠，需配合認知行為心理治療，避免長期依賴藥物。

第1篇

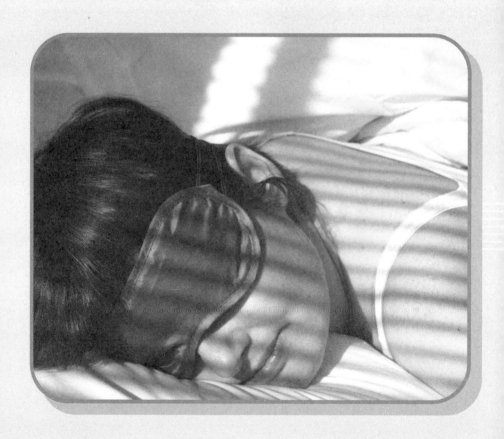

睡不著！怎麼辦？

> 每個人偶而都會失眠，但如果長期性的
> 失眠，將會產生各種疾病。

第一節 常見的睡眠障礙

劉小姐是個上班族，最近公司交給她一個很重要的案子，成敗甚至影響到公司未來的營運計畫。這讓她既感到受公司器重、卻又倍感壓力。從此，她開始把做不完的工作帶回家繼續做，即使晚上上床睡覺時，腦中仍不斷的思考著工作上的事而輾轉難眠。

但她認為，正常的睡眠必須睡足8小時才行，而開始擔心如果睡不夠，隔天一定會無精打采、影響工作效率，因此一直在心中想著：「我一定要馬上睡著」，卻仍一直睡不著。愈是睡不好，她愈著急。就這樣不斷強迫自己、焦慮了一個晚上，總算在天快亮時睡著了。隔天早上被鬧鐘吵醒時，只好拖著蹣跚的腳步上班去。

這樣的失眠情況斷斷續續維持了3個多月，每到睡覺時間她就開始焦慮，晚上睡不著、白天又很疲倦，上班時的注意力、記憶力似乎不再像以前那麼靈敏，情緒也變得暴躁易怒。她開始懷疑，自己到底怎麼了？能力變差了嗎？家人建議她去看醫師，她卻在想：「只不過是睡不著，有必要去看醫生嗎？失眠有這麼嚴重嗎？」

很多人認為睡不著只是一時的，只要等到身體或心靈感到疲倦時，自然而然就會睡著。因此不太在意自己是否睡得好、

睡得飽。其實，睡眠就像吃飯一樣，是生活的一部份，也是每天必須做的行為。當你吃飯時，偶爾會有食慾不振，或是特別感到飢餓的時候，睡眠也不例外。例如在壓力大或焦慮的時候不容易入睡；而在放鬆心情下會睡好幾個小時，有時甚至超過12小時，這些都是自然的現象。但是，如果你一直不容易入睡，且持續了一段時間，你便要有警覺：是否自己生病了。

睡眠障礙的定義

要了解什麼叫做睡眠障礙，就要先了解何謂正常睡眠。所謂正常睡眠，至少必須要有「完整的睡眠結構」，且維持「良好的睡眠品質」。睡眠結構包括入睡時間的長短、睡眠的效率，以及睡眠深度與各個不同階段睡眠的比率、及睡眠當中包括呼吸、肢體活動等特殊型態，這些都可以在醫院中經由過夜的睡眠檢查加以評估。其中任何一個環節出了問題，都可能引起睡眠障礙。

至於睡眠品質，就是由個人主觀的感覺來評估。有些人常常覺得即使經過一夜充足睡眠，醒來以後身心還是無法完全清

醒，或老是覺得睡不飽。這種低品質的睡眠，就是發生睡眠障礙的一個指標。

另外，睡眠問題對日常生活影響的程度，也是要認定有沒有睡眠障礙必須考慮的。同樣的症狀，對不同的人造成的生活衝擊並不完全相同，因此必須是「已經導致白天社交活動或職業功能的顯著失能」的情況，才稱為睡眠障礙症。

以失眠為例，要評估自己是否有失眠，簡單的定義包括入睡困難，超過30分鐘還睡不著；無法維持整夜的睡眠，常常醒過來；太早醒來就再也睡不著；主觀上抱怨睡得不好。一星期中，至少3個晚上有以上任一種睡眠困擾，且持持續一個月以上即可稱為失眠。

睡眠障礙不但會直接降低生活品質，更間接的與某些慢性疾病有關，進一步擴大不良的影響。飽受睡眠障礙之苦的人，除了要忍受每個晚上睡不好的煎熬，也比一般人更容易罹患慢性疾病。

臨床上常見的睡眠障礙種類

睡眠障礙的種類很多，根據症狀可簡單分為「失眠症」、「嗜睡症」、「異睡症」等；如果根據發生睡眠障礙的原因，又可分為「原發性」及「次發性」的睡眠障礙。

1.失眠症

失眠症是指無法入睡或維持整夜的睡眠，而失眠的病因可

分為前置因子、誘發因子及持續因子三種。前置因子是容易產生失眠的個人特質，例如比較內化情緒、焦慮、憂鬱、完美傾向、控制要求高等的人格特質，生理時鐘的傾向改變，或有遺傳、家族史等的人，就比較容易有失眠問題。

誘發因子是導致失眠開始發生的事件，例如壓力事件、轉換工作時間或睡眠時間、退休、生小孩、更年期等，進而開始有了失眠的現象發生。持續因子則是讓失眠長時間維持下去的因素，例如睡眠情境與焦慮清醒的聯結、不良的睡眠習慣、失眠相關的錯誤觀念、安眠藥的不當使用等等。

如果一個人原本就有容易失眠的人格特質（前置因子），又遇到經濟壓力或親人生病等誘發因子，就容易產生暫時性的失眠；如果在產生暫時性失眠後，一直強迫自己躺在床上、強迫自己入睡、或有不良的睡眠習慣，形成一種睡眠上的制約，就會變成長期失眠了。

短暫性失眠的治療目標除了恢復睡眠

品質外，或是避免衍生成慢性失眠。失眠者會嘗試許多方法來幫助自己入睡，但是往往適得其反。其實只要給自己一點時間，絕大多數的失眠困擾會在一、兩週之內自行消失。

2.嗜睡症

有嗜睡症困擾的人，晚上可能需要非常長的睡眠時間，而白天仍然出現明顯的精神不振、昏昏欲睡等。當有這些現象發生，就要先評估是否由於睡眠不足引起，或是使用了某些鎮靜性質的藥物，如果都沒有，才是真正的嗜睡症。嗜睡症可能與遺傳、或腦神經病變有關。比較少見的「猝睡症」，會讓人無預警的突然睡著。雖然患者很少見，但對日常生活的影響很嚴重。所以有嗜睡問題的人，要先評估是否患有猝睡症。另外，罹患「睡眠呼吸中止症候群」等與呼吸有關的睡眠疾病患者，

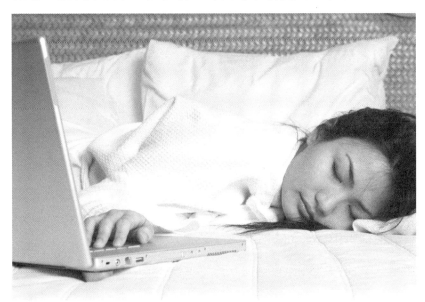

▲ 生活、工作壓力過大，失眠者面臨睡眠維持和入睡的困難，繼而引發焦慮、記憶力不佳等症狀。

也容易引起白天嗜睡。

3.異睡症

異睡症是睡眠障礙中最引人注意的一種，患者不但晚上不能好好睡覺，甚至可能做出一些與平日行為差異很大的混亂行為。例如小朋友的夢遊、夜驚、夢魘等，及老人家的「快速動眼期睡眠行為障礙」等，都包括在內。

根據國內的一項調查，台灣地區睡眠障礙的人口中，入睡困難的佔了兩成五，睡眠容易中斷或容易在清晨就醒來的各佔一成五，睡醒時仍覺得疲勞的佔了三成九，各種情況混合出現的混合型失眠佔了五成一，日間嗜睡的人則佔了二成六。當然，這些症狀是可能重複出現的，一名患者也可能出現多種不同症狀。

一分鐘知識

睡覺時為什麼會流口水？因為人們在睡眠期間，仍有少量的口水在分泌，做為潤滑口腔黏膜以保護牙齒，有些原因是：一、口腔不衛生－被細菌感染，容易流口水。二、前牙不正：上下唇容易分開，容易流口水。三、神經調節障礙：神經異常情況，會使大腦發生錯誤的訊號，增加分泌口水量。

第二節 如何維持正常睡眠週期

　　我們什麼時候想睡覺、什麼時候清醒，是受到內在睡眠機制與外在物理環境及社會節律互相協調後的結果。內在睡眠機制有「定時清醒機轉」受到生理時鐘影響及「恆定睡眠機轉」，兩個機轉互相抗衡。

　　不過在現代社會，日出而做、日落而息的生活節奏常被打亂，睡眠時間也逐漸縮短，輪班甚至夜間工作者越來越多，這類工作者對睡眠的影響一直很受爭議。根據統計，輪班工作者比白天工作者更容易有睡眠障礙的困擾，而這些發生睡眠障礙的輪班工作者，

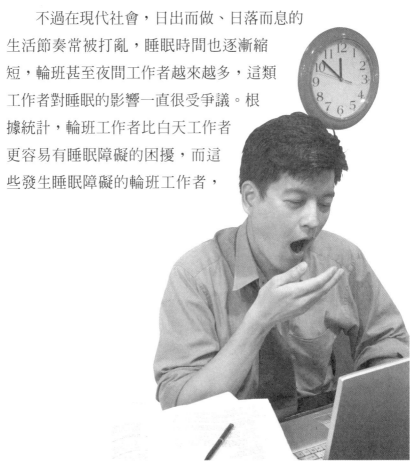

▲ 晚上工作的人，違反了睡眠的自然規律；而輪班工作者更糟，因工作時間改變，更難以形成規律化。

20

罹患消化道潰瘍、發生意外事故、工作缺席、情緒沮喪、家庭社交受影響等的機會，也明顯的高於同樣有睡眠障礙的白天工作者。

對於輪班工作者而言，因為工作時間經常變動，很難有充足的睡眠。如果把睡眠時間根據生理時鐘的特性加以調整，可能有助於輪班的過渡時期，而適應工作時間的轉換。例如在轉換成夜班的前幾天，將就寢及起床時間延後一兩個小時，再逐漸調整到夜班的作息時間。在夜間工作時，燈開得越亮越好，可以抑制褪黑激素的分泌；必須用腦的工作，在剛開始上班時就先做；清晨或白天下班時，因為要回家準備睡覺，所以在下班途中要戴著墨鏡，以減少光照的刺激；白天睡覺時，布置一個良好的睡眠環境，臥室要隔音、隔絕光線，也不要有電話等的外在干擾。這些，都有助於輪班或夜間工作者，可以有比較好的睡眠品質。

睡眠與年齡的關係

　　人類需要的睡眠時間，隨年齡的增長而遞減。

　　人類從兒童到老年期，快速動眼的睡眠時間會由出生時的8小時左右，降到青春期以後的1.5-1.75小時。

各年齡層需要的睡眠時間

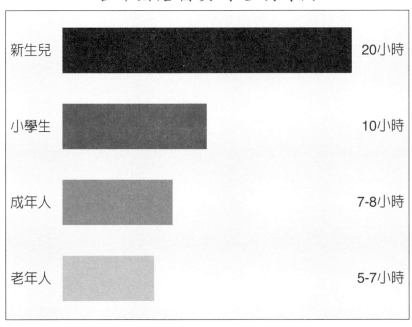

新生兒	20小時
小學生	10小時
成年人	7-8小時
老年人	5-7小時

　　而在人的一生中，除了快速動眼的睡眠時間減少之外，每晝夜的睡眠總時間和快速動眼的睡眠時間（第一、二、三、四階段）亦隨年齡增長而減少。在兒童時期，非快速動眼的完整四期睡眠比例很高；而一般老年人睡眠時，腦波波幅明顯地降低，慢波睡眠比例減少，相對的稍快波的睡眠比例增加。甚至

於部分老人基本上沒有非快速動眼的全部四期睡眠（可能只有到第三期或第二期而已），這種情況的發生與夜晚自發性醒來次數增加有關，有研究顯示，七十歲老人比二十歲的年青人夜間醒來的次數多了6.5倍。

不過前述只是內在的生理時鐘，每個人真正的生理時鐘可能都不太一樣，因為生理時鐘的影響因素，還有日常活動時間、生活習慣、日照時間等，這些訊息都在告訴大腦該活動或是該睡覺，久而久之，每個人的生理時間也會跟著改變，例如習慣晚睡的人，因為夜間會開著燈，而影響褪黑激素的分泌，褪黑激素是一種夜間會自然產生的荷爾蒙，有調節體內生理時鐘的作用，因為開燈的影響而減少分泌，就影響了這個人的睡眠時間。

從個人的睡眠日誌上，就可稍稍看出生理時鐘的端倪，例如大約早上7點起床、睡了7個小時，則其生理時鐘的睡眠時間，大約是在夜間12點到上午7點。而某些內分泌或激素的釋放，譬如口水中檢測褪黑激素的量，也可以畫出一個人生理時鐘的曲線。

有些人的失眠，乃因為內在與外在的生理時鐘不一致所造成，外在的睡眠時間到了，內在的生理時鐘卻不想睡覺，白天該工作了，因為內在生理時鐘的影響，又使人精神不濟。

睡醒狀態與體溫節律的關係圖

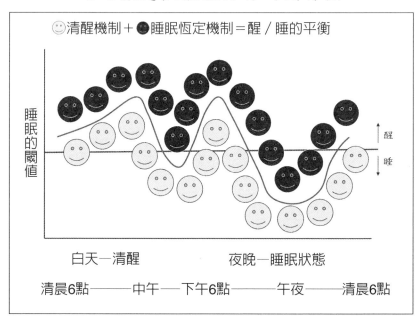

睡覺時身體在做什麼？

為了因應不同的生理需求，看似平靜的一夜睡眠，實際上卻是波濤洶湧。一個晚上的睡眠，實際上是由好幾個週期所構成，每個週期又可以分成好幾個階段。

睡眠生理週期

當一天的辛苦忙碌結束之後，帶著疲倦上床，閉上眼睛，身體逐漸放鬆，腦部的活動也慢慢的安靜下來。經過一段時間的沈澱，腦神經從淺眠的「入睡期」，進入對外界不聞不問的「深睡期」。如果用儀器偵測，可以看到睡得正香甜的人，他們的腦波由快而慢，一步一步的進入睡眠核心。沒一會兒的時間，腦波突然加速，眼睛開始左右快轉，腦海中會出現一個接一個精彩絕倫的夢境，此時睡著的人進入了一個十分特別的「快速動眼期」。

在快速動眼期（Rapid Eye Movement，REM）睡眠階段，眼球會快

約80％的夢發生在快速動眼期，而不到20％的夢出現在慢波期，做夢是人類在快速動眼睡眠期的正常生理活動。而且不管我們是否知道，我們每夜必定要做3～5次的夢，這是正常的睡眠生理現象。

速移動。在此階段，大腦的活動與清醒的時候幾乎相似，若此時被喚醒能夠清楚回憶夢境，快速動眼期後，美夢消散，腦部再次呈現休息的階段，睡眠也進入下一個週期。整夜的睡眠，就在上上下下的變化循環中度過，這些生理變化，有時甚至比白天還劇烈。

睡眠的功能

在了解了睡眠過程中上下起伏的變化後，相信大多數人都可以同意，睡眠絕對不僅僅是把生理開關關掉，以便休息而已，人體24小時都在不斷的運作中，例如呼吸、心跳、內分泌等都持續運行，只是日夜進行著不同的活動。

1.修復功能

睡眠週期腦波圖

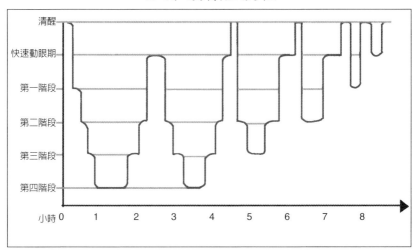

含入睡期（第一、二階段）、深睡期（第三、四階段）及快速動眼期

夜晚睡眠時，身體主動進行著修補功能，例如傷口修復、內分泌的作用等都主動進行著；睡眠時也是生長激素分泌最旺盛的時候，有睡眠困擾（例如呼吸障礙）或夜間常被吵醒（例如戰爭中）的孩子，身體或心智年齡的成長都會受影響，有些小患者一改善睡不好的因素，成績馬上突飛猛進，就是這道理。

2.能量儲存

睡眠還有調節情緒及認知功能的作用，例如就有學者認為，做夢是為了抒解調整情緒而產生的現象。其實在某方面，人腦就像一個「人肉電腦」，白天一直把資料輸入、輸出，晚上睡眠時，就是在把資料燒錄到硬碟的時間，所以犧牲睡眠熬夜工作或念書，成績不一定好，因為沒有時間把所做的努力「燒錄到硬碟裡保存」。所以「睡眠」很重要，只有「休息」是不夠的。

第五節 影響睡眠的警訊

造成失眠的原因有很多，包括身體疾病、過度緊張的生活方式、攝入過量的咖啡因、慢性疼痛，或是不良的睡眠習慣所引起的。另外，失眠也與酒精或麻醉品的濫用及某些藥物的使用不當有關。

身體疾病

幾乎所有的身體疾病，都會影響到睡眠品質，這些疾病會透過不同的機制影響睡眠，例如心臟衰竭的患者，一躺下來就容易有呼吸急促的感覺，當然會睡不好；又如睡眠呼吸中止症候群的患者，睡眠中會有短暫的呼吸暫停現象，但整個晚上不斷重複發生，就容易嗆到、咳嗽或醒來，睡眠結構被破壞，睡眠就變成片片斷斷的；而腸胃功能較差的患者，睡眠狀況也會比較差。

睡得不好也會影響身體疾病的發生。與睡眠有關的疾病，最近被醫學界熱烈討論的，包括心血管疾病（如高血壓等）、腫瘤、內分泌（如糖尿病等）、神經心理功能的失調、與疼痛有關的疾病等，這些疾病，都與睡眠有直接或間接的關係。

精神神經疾病

有不少的精神疾病會使患者出現失眠或睡眠障礙等問題，例如憂鬱症、焦慮症等的患者，就比較容易失眠；而常失眠的患者，也會導致精神狀態變差，即使未到精神疾病的程度，但也比較容易有注意力、反應力、記憶力降低或缺損等情況。在失眠的第二天，患者不一定會一直想睡覺，但這些注意力等其實都已變得比較差，甚至影響到情緒或生活。

另外，神經退化性疾病如阿茲海默氏症、巴金森氏症等，會受失眠的影響而使疾病惡化，相反的，也會因為有這類疾病而睡不好。

藥物影響

最常見會影響睡眠的藥物，是中樞神經刺激劑，例如搖頭丸就是其中之一。因為這種藥物會刺激中樞神經，影響腦部的生理狀態，讓腦部無法輕鬆休息，當然也會影響睡眠。

其他如興奮劑、氣管擴張劑、部分抗憂鬱藥物、某些用來治療鼻塞的藥物、類固醇等，也都可能影響睡眠。其實有很多

藥物都可能影響睡眠，但仍與個人體質有關，並非每個人對同一種藥物的反應都一樣，所以如果吃了某些藥物後，有睡不好的情況出現，就可能是藥物引起，可以與開給藥物的醫師討論一下，看是否需要改變所使用的藥物。

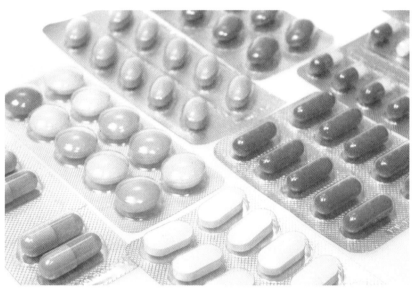

▲ 藥物可有效治療疾病，但若用藥不當或某些藥的副作用，都可導致藥物性失眠。

生理時鐘週期異常

　　一般吻合生理時鐘的睡眠時間，至少大約是晚間11點到隔天早晨6點，時間到了就會想睡覺或容易醒來。生理時鐘週期異常，也是影響睡眠的重要原因，例如輪班工作者、習慣晚睡的人、或日夜週期混亂的人，都可能會使睡眠受到嚴重的影響，甚至造成失眠。

　　可能引起輪班工作者睡眠障礙的因素，包括大夜班連續超

過5天、白班早於上午7點、週末超時工作、變動頻繁複雜的班表等。根據美國的一項調查發現，10%的輪班工作者，有睡眠障礙的困擾，而且這些發生睡眠障礙的輪班工作者，罹患疾病、情緒低落、甚至影響生活品質的機率，都比同樣有睡眠障礙的白天工作者高。可見輪班工作型態不但容易引起睡眠障礙，更可能加重睡眠障礙帶來的不良後果。

另一項研究發現，固定晚上班的人，失眠情況可能更嚴重。研究中發現，固定晚上班者，失眠比率高達三成七，彈性調整工時者的失眠比率為三成四、輪班制工作者的失眠比率為三成三，固定白天工作者的失眠比率則為二成六。這可能與晚上很晚才睡、但睡眠時數又不足有關。

不過現代上班族或學生常遇到的，還有平時睡眠不足、利用假日補眠的問題。因為外在環境的影響，例如加班、帶工作回家做、熬夜念書等，晚上很晚才上床睡覺，但早上又必須早起上班或上學，導致睡眠不足；到了假日，可能又因為隔天不用上班而看電視、上網等到很晚才睡，再

據台灣睡眠醫學會調查發現，國內有超過四分之一人口、四百八十萬人有睡眠問題，其中女性失眠問題比男性嚴重，受更年期影響，三成婦女幾乎夜夜數羊。值得注意的是，女性睡眠問題比男性嚴重，高達三成有睡眠問題，其中又以更年期為影響主因。

資料來源：2007.03.20 中央社

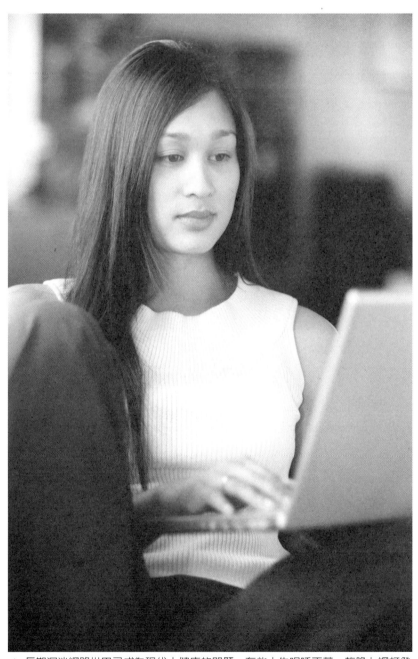

▲ 長期沉迷網路世界已成為現代人健康的問題，有些人失眠睡不著，乾脆上網打發時間，造成日夜顛倒。

利用隔天睡很晚來試圖「補眠」，結果更晚睡、又更晚起床。

這種生活型態可能使生理時鐘往後移，一旦變成習慣成為「夜貓族」，要恢復正常並不容易。因一天的熬夜，至少要兩三天以上才可能慢慢恢復，大多數人都是長期熬夜，想用幾天來補足睡眠是不可能的。有些人假日睡了很久，卻還是很想睡，便是因平時「積欠」的睡眠太多，怎麼可能一次補上？Blue Monday 就是生理時鐘往後延的結果，而影響了心理及情緒，也使工作品質大打折扣。因此最好的做法，還是每天維持正常作息。

老年人是另一種生理時鐘明顯受影響的族群，因年紀老化造成睡眠結構的改變，可能晚上8、9點就打瞌睡，清晨又3點就醒來，患者常會覺得自己應該像過去一樣睡到6、7點而繼續躺著，結果就覺得自己失眠，或睡得很淺；有些人乾脆起床出門運動，久之又使生理時鐘更往前移，變成「雲雀族」。

但是老年人睡眠品質的變化，及睡眠障礙的發生，並不一定都是老化過程的影

響，而往往是身上合併有急慢性身心疾病所導致，最有關的因素包括夜間頻尿、長期使用安眠藥、胸腔疾病、獨身、白天嗜睡、合併精神疾病等。這些睡眠障礙，容易導致白天更嗜睡、注意力及記憶力減損、心情低落等，最後逐漸衝擊到銀髮族的生活品質。

睡眠相關疾病

睡眠有關的疾病，例如睡眠呼吸中止症候群、猝睡症、或睡眠中發生的運動異常如週期性腿部抽動症、腳不寧症候群等，都包括在內。

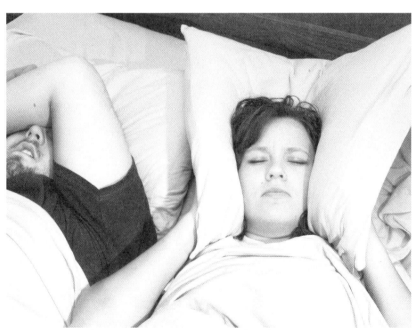

▲ 睡眠呼吸中止症候群的患者在睡眠時會大聲打鼾、容易嗆到或咳嗽。

1.睡眠呼吸中止症候群

　　睡眠呼吸中止症候群是因上呼吸道空間狹窄、或喉部肌肉張力不足種種原因造成，患者在睡眠中會有暫停呼吸超過10秒的現象，每小時發生次數超過5次，嚴重者甚至有一夜高達600次者，造成睡眠結構被破壞、睡眠變成片片斷斷。患者會出現大聲打鼾、睡眠時容易嗆到或咳嗽、家人看到患者鼾聲中斷或呼吸暫停、睡眠中醒來時感到呼吸困難或費力等，且白天容易嗜睡、易怒、煩躁、注意力無法集中、健忘等。

　　到底是睡眠導致身體疾病產生，或身體疾病使得睡眠品質受影響，因果關係錯綜複雜，是因也是果。有研究發現，如果調整好睡眠品質，整體健康狀況也會跟著好轉，例如憂鬱症就被證實會因睡眠改善而降低復發率，顯示治療睡眠問題，的確可以增加身心疾病的改善，對生命也是一種保護。

2.週期性腿部抽動症

　　睡覺應該是全身放鬆、四肢好好休息的時候，但是有些人卻連睡覺時腿部還不

在睡眠期間，人體心率減慢、血壓下降、呼吸頻率降低、身體能量消耗減少，有利於養精蓄銳，體力和精力的恢復。

能休息，會不自主的抽動，醫學上稱「週期性腿部抽動症」，指睡眠中單下肢或雙下肢不自主的抽動，這些抽動會涵蓋髖關節、膝關節、腳踝關節屈縮及腳指抽動。這種現象有時相當頻繁，會導致病人睡眠中不自覺的清醒，不僅大大影響睡眠品質，也常干擾到枕邊人的安寧。

相關的研究中發現，週期性腿部抽動症在老年人很常見，而且都明顯干擾老年人的睡眠，這些老年人會因為夜間睡不好，而引起日間嗜睡，甚至認知功能障礙。而週期性下肢抽動障礙並非老年人專有，一些年輕病人也可能有這些問題。

3.腿不寧症候群

腿不寧症候群則是指足部或腿部有不舒服的感覺，尤其在安靜的時候比較嚴重，病人常會忍不住去動動腳；這種不舒服的感覺常常從黃昏開始加重，到了上床睡覺時達到最厲害，也因此嚴重干擾睡眠，造成病人身心的負擔。部份病人與缺乏鐵質有關，因此有這類問題的病人必須檢查血中鐵的濃度。

第 2 篇

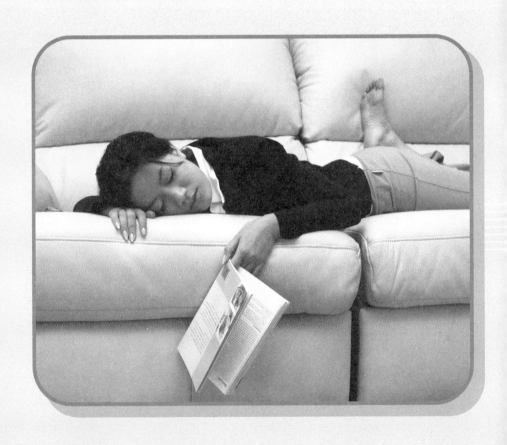

失眠一定要看醫生嗎？

> 其實，長期的失眠是一種疾病，
>
> 　一定要趕快就醫。

該去看醫師了嗎？

當已經有失眠的現象產生時，你會強迫自己睡著？或是買安眠藥？或是去看醫生呢？如果一定要去看醫生，西醫好還是中醫好？其實，透過醫師的諮詢，較容易找出造成失眠的原因，並且對症下藥。至於選擇西醫或中醫，則完全依每個人的就醫習慣而異，並沒有一定要西醫或是中醫才能將失眠的症狀治癒。

一般來說，少於一個月的失眠，屬於情境型失眠，可能因為某些因素造成失眠問題持續發生。根據權威醫學雜誌「新英格蘭醫學雜誌」最近論文所採用的標準，若是入睡所需的時間

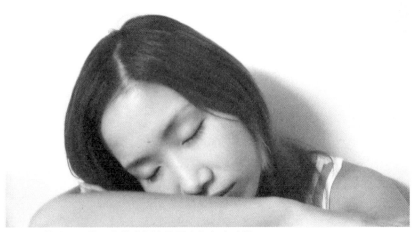

▲ 要提升睡眠品質，應養成規律且固定的上床時間。

超過30分鐘，或睡眠效率小於85％等睡眠障礙症狀持續超過一個月以上，就算是慢性失眠。

許多人常把失眠當成一種症狀，一旦有失眠問題，就努力的尋找失眠「背後的原因」，卻往往忽略了睡眠本身的重要性，結果不但常延誤了症狀的處理，更把單純的睡眠障礙給複雜化；相反的，也有人把輕微的睡眠障礙當成是暫時且輕微的身心症狀，因此不加以注意，也不去處理，久而久之變成慢性失眠，更加難以治療改善。

簡單來說，有沒有失眠問題，可以從幾個部分來觀察。如果有下列狀況：入睡困難，超過30分鐘仍睡不著；睡眠狀態無法保持，常常會醒過來；早上很早就醒過來且無法再入睡；主觀抱怨睡眠狀況不好；一星期中至少有3個晚上有睡眠困擾。當有這些狀況出現，就算是有失眠問題。如果這樣的失眠，會讓您白天呈現疲累狀態，有情緒困擾，工作表現不佳，影響了健康，整體生活品質也下降，就該考慮要不要去看醫師了。

睡眠中心

　　大部分的睡眠障礙，其實都發生在患者並不清醒的睡眠時間，因此病患對自己睡眠品質的主觀評估，往往與睡眠的實際狀況會有很大的出入。為了使睡眠品質得到比較客觀的認定，需要科學儀器的輔助。

睡眠多項生理檢查

　　目前最完善的睡眠科學儀器，就是整夜睡在睡眠生理實驗室，進行「睡眠多項生理檢查」。這是藉助精密的電生理儀器，在睡夢中連續監看、紀錄受檢者身體的神經、呼吸、運動、口腔、消化、心臟血管等系統的運作，這些監看的訊息，會從貼在受檢者身上很像是心電圖檢查的小貼片，傳到特殊電腦中儲存，並進一步統合變成圖像，讓醫事人員進行分析。

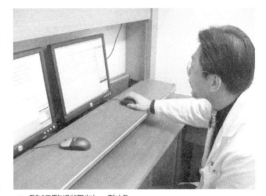

▲ 醫師監測資料、數據。

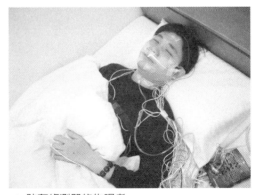

▲ 貼有偵測器的失眠者。

這樣的檢查，可以提供睡眠品質的量化數據，找出睡眠期間身體的各個系統是否發生功能異常，幫忙察覺患者白天看不到的許多睡眠以外的疾病，並尋找出發生障礙的真正原因，是幫助患者改善睡眠障礙的重要利器！

至於什麼樣的患者需要接受睡眠多項生理檢查？則在有睡眠障礙的患者就醫時，由醫師視患者的狀況與需要，安排這項檢查。

診斷標準

造成失眠的原因非常多，患者的失眠是什麼原因造成的？是原發性失眠？或其他疾病造成的次發性失眠？如果是後者，又是什麼疾病造成？根據患者的描述可能不清楚或不完全，這時就得靠睡眠多項生理檢查來診斷，以找出失眠的原因，再據以治療。

要診斷患者是不是原發性失眠，其實是一種排除診斷法。睡眠中心的儀器檢查就好像剝洋蔥一樣，是為了一一排除一些特殊疾病、睡眠障礙，例如睡眠中止症候群、腿不寧症候群等。如果沒有其他的疾

病，則患者就屬於原發性失眠，可以從睡眠衛教等進行治療。

儀器

　　進行睡眠多項生理檢查時，所需用到的電生理儀器包括：
腦部4個貼片式檢測點（測腦波狀態）、眼周2片（測動眼期）、
鼻下1或2片（偵測呼吸的氣體及溫度）、下巴1片（偵測肌肉是
否完全放鬆）。有些醫院會在喉嚨處貼上1片，藉以測量打呼的
情況。

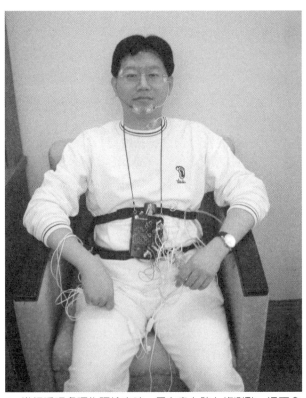

▲ 進行睡眠多項生理檢查時，需在身上貼上偵測點，這不會
　加深失眠者的病情。

另外，胸前及腿部各有測量點，分別測量心電圖（心跳狀況）及肌電圖（測腿部運動狀態）；而胸部及腹部各有一條檢測帶，可檢測胸部的擴張是屬於中樞型或週邊型呼吸障礙，腹部旁的定位器則可測出患者睡眠的姿勢（正躺或側躺等）；手指上還有一個夾式側量點，可測出患者的血氧濃度。

這些測量點所連接的線，全連接到患者腰部的集線盒（收訊器），再連接到電腦儀器上；有些醫院採用無線的檢測儀器，所有的線只連接到集線盒，而以無線的方式傳輸到電腦儀器上。

進行睡眠多項生理檢查時，身上貼了這麼多的線與貼片，會不會讓患者更難入睡？其實，沒有做過這項檢查的人，都會有這樣的疑慮，但做過這項檢查的患者，卻很少有這樣的抱怨。比較多的抱怨反而是環境的問題，例如床太硬、空調太冷或太熱、不習慣有電腦螢幕等等。所以早年的睡眠檢查重視的是技術層面，近年則越來越重視營造「家的感覺」。

到睡眠中心進行睡眠多項生理檢查的患者，都是已經有睡眠問題才到此檢查。為了控制患者適應新環境的因素，使在睡眠中心進行檢查時如同睡在家中一樣，讓檢查結果更準確，過去國外曾建議睡眠多項生理檢查必須在睡眠中心進行3個晚上，以去除患者還不適應新環境的「首夜效應」。因為第一夜在新環境可能睡不好或甚至睡得更好，檢查結果也可能不準確，第二、三個晚上會比較貼近在家的睡眠狀況。不過到目前為止，由於醫療成本太高等因素，幾乎沒有一個國家這樣做，大多仍只做一個晚上、甚至半個晚上的檢查。

　　研究者發現，所謂的「首夜效應」並沒有想像的這麼嚴重，也許有些患者在睡眠中心時會因為焦慮等因素而睡不著，所以規定檢測的結果必須至少包含4個小時睡著時間的分析數

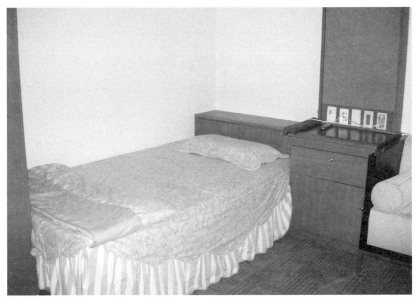

▲ 現代的睡眠中心，其擺設愈來愈呈現家的感覺，讓患者在此環境中所做的檢查能更貼近生活中的睡眠。。

46

據，有些患者可能會因此而必須反覆進行數次的睡眠多項生理檢查。但這種情況並不多見，患者頂多會抱怨與家裡的睡眠環境不同，但檢測結果卻沒有多大差異。

從六〇年代有睡眠檢查開始，逐漸發展至今，有些國家也有技術師到患者家中進行睡眠檢查，可以比較貼近患者平時的睡眠情況。但如此一來，不像在醫院裡檢查時有技術師可以整夜監看檢測系統，如果檢測的貼片或線掉了、輸出訊號不正常，也會在不干擾患者的情況下進行補救，所以在家檢查的效果不一定較準確。

睡眠檢查項目及其圖表示意圖

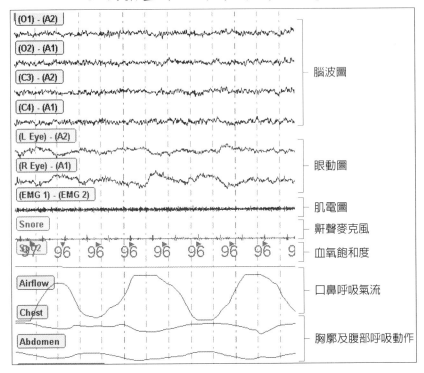

1. 腦波圖：腦電圖可顯示大腦活動狀態，睡眠研究者應用腦電圖區分各個睡眠階段，如第一至第四期非快速動眼睡眠（non-rapid-eye-movement sleep, NREM sleep）。

2. 眼動圖：眼動圖應用於各個睡眠階段的區分，如發生於第一期睡眠（Stage 1 sleep）的慢速眼球轉動（eye rolling）及快速動眼睡眠（rapid-eye-movement sleep, REM sleep）時間斷出現的快速眼球轉動。

3. 肌電圖：睡眠研究者應用肌電圖區分各個睡眠階段，如快速

動眼睡眠（rapid-eye-movement sleep, REM sleep）時，肌電圖呈現幾乎爲零的電位，因此時肌肉處於極度鬆弛、無張力狀態。

4. 鼾聲麥克風：睡眠研究者使用鼾聲麥克風來監測睡眠時鼾聲的有無、大小以及展現型態。

5. 血氧飽和度：睡眠研究者記錄睡眠時與呼吸相關的動脈血氧含量的變化，以判別是否有因夜間呼吸障礙引起的血氧飽和度下降。

6. 口鼻呼吸氣流：睡眠研究者記錄睡眠中由口鼻呼氣、吸氣的情形，做爲診斷睡眠相關呼吸疾病的依據。

7. 胸廓及腹部呼吸動作：睡眠研究者記錄睡眠中呼吸時胸腔與腹腔的擴張情形，以分辨出呼吸中止或淺呼吸的型態。

8. 心電圖：睡眠研究者藉由心電圖了解睡眠中心跳速率變化的情形。

西醫治療慢性失眠

　　慢性失眠最有效的兩種治療，是藥物及認知行爲治療。衡量失眠對身心及生活、工作的重大影響，即使擔心藥物的種種副作用及其後果，仍有部分患者會選擇使用藥物治療。但到底該使用何種治療方式，要看患者的狀況，及醫師的評估而定。

藥物治療

　　究竟該不該使用安眠藥，不但是失眠者的困擾，也是許多臨床醫師的掙扎。過去的臨床藥物研究，很少超過6個月以上，因此嚴格說來，要把安眠藥做超過半年以上，事實上是缺少了科學數據的背書。也因此，長期使用安眠藥的副作用、成癮性等問題，就成了最令人卻步不前的心理障礙。

　　近幾年國外開始累積較長期使用安眠藥的實證經驗，雖尙未定論，但看起來過去的考量稍稍過慮。但目前仍建議，希望侷限安眠藥的使用在一年之內，以避免造成副作用及成癮的問題。也因此，慢性失眠的藥物治療，必須在專業醫師的監督診療下實施，而輔助減少依賴藥物的非藥物治療，亦相對更爲重要。

▲ 安眠藥需經過醫師診療後建議服用，服用期限最好以一年為限。

其實，失眠還是需要治療的，到醫院接受睡眠的評估，加上醫師專業的判斷及處理，相信擺脫失眠的困擾應該不是一件難事。

理想的治療失眠藥物，必須能夠使人睡著並維持睡眠、不破壞睡眠結構、不影響白天功能、避免耐受性及依賴性等。使用藥物治療時，仍必須注意睡眠衛生的促進，並遵循「只有需要時才服用」的治療原則，防止不適當的每天服用，減少依賴性及使用量。目前治療慢性失眠的藥物，包括苯二氮平（BZD）及BZD類助眠劑、抗憂鬱劑及褪黑激素等。

1.苯二氮平及苯二氮平類助眠劑

目前醫療中廣泛使用的苯二氮平以及苯二氮平接受器催動劑，在縮短入睡時間、延長睡眠時間、減少睡眠中清醒次數、及增加睡眠品質方面，可達到七成以上的療效，這類藥物除了鎮靜安眠外、多數具有減低焦慮、肌肉鬆弛、抗癲癇等藥理作用。

和其他助眠劑比起來，苯二氮平類助眠劑的安全性高、副作用少、效果佳，但

使用這類藥物仍需注意夜間活動的安全性，例如可能引起少數病人注意力不集中、意識模糊，尤其有些老人服藥後，晚上起床如廁可能在迷糊中跌倒，甚至造成骨折；另外，有些長效型的助眠劑，也可能影響白天的活動，導致工作或開車中發生意外的情況。

此外，使用苯二氮平類助眠劑，也必須考慮「成癮」及「戒斷症候群」的問題，最常見的戒斷症候群，其實是在停藥後，發生「反彈性失眠」。所幸比較新型的苯二氮平接受器類助眠劑，這類問題已大幅減少。至於更少見的副作用，還包括失憶等，尤其是短效型的助眠劑，較容易有影響記憶的副作用。少數使用者則可能出現夢遊、夜食等行為上的異常。

使用苯二氮平類助眠劑，還要考慮患者失眠的形式，如果屬於入睡困難的病人，可給予作用快、半衰期短的藥物；若屬於維持睡眠困難者，可給予作用慢、半衰期稍長的藥物。

對於安眠藥的誤解

早期的鎮靜安眠藥主要以巴比妥鹽為主，它的成癮性極高，容易造成生理性的依賴，吃過量也會致命，所以現在幾乎不再使用於失眠的臨床處理，但是大眾對鎮靜安眠藥仍然停留在巴比妥鹽的壞印象。而現在的鎮靜安眠藥以苯二氮平為主，它的效果與安全性都比巴比妥鹽改善許多。就專業醫療上來看，苯二氮平類的藥物可以有效的降低病人的焦慮、緊張，克服睡眠障礙，有時也可以用在癲癇症的治療上。不過，苯二氮平仍然有上癮的可能性。

2.抗憂鬱劑

　　有些抗憂鬱劑含有鎮靜助眠成分，又不具成癮性，會被醫師拿來治療失眠，但一般而言，抗憂鬱劑的療效比苯二氮平類藥物差些，但對某些病人有非常好的效果，它的可能副作用包括口乾、便秘、視力模糊、姿勢性低血壓、嗜睡、心律不整等，少數可能引起運動障礙。

3.褪黑激素

　　褪黑激素是由腦內松果體分泌的一種荷爾蒙，人體的褪黑激素會有24小時的週期性變化，夜間升高、白天下降，所以褪黑激素又被稱作「黑暗荷爾蒙」。血中褪黑激素濃度在夜間2～3點最高，為白天的5～10倍，早上天亮後降低，至晚上8點又開始分泌；它又會隨生理週期節律變化，新生兒夜間褪黑激素濃度非常低，3個月後開始直線上升直到青春期前。當它開始下降時，即啟動一個人的青春期，之後一路下降，尤其40歲後下降更快，至70～80歲時血中已測不到褪黑激素。褪黑激素事實上是一種「夜晚訊號」，可以加強睡眠驅力。那麼，是否可以補充褪黑激素來改善失眠問題？過去對於褪黑激素改善失眠的期待很大，有人認為有效，

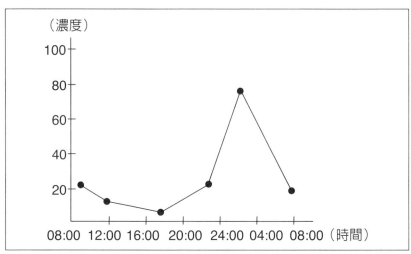

▲ 血中的褪黑激素濃度在夜間2~3點最高。

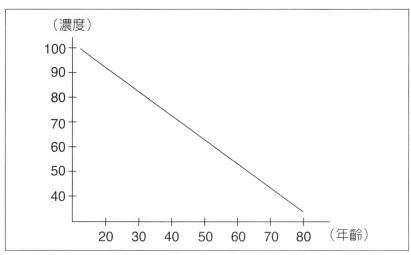

▲ 褪黑激素濃度隨年齡而下降。

但後來也有研究者認爲其實是無效的。

　　目前在美國，褪黑激素被定義爲健康食品，但就因爲它是健康食品，所以缺乏對於療效的正式研究數據，長期使用的副作用爲何也不清楚，而且褪黑激素製劑的劑量差異非常大，如

果要用來改善失眠問題，該用多大劑量、用多久才有效、什麼時候該吃等也都缺乏正式的研究。對此，新的研究不斷展開，但目前仍缺乏有力的成果。要注意的是，雖然它是健康食品，仍不可多吃，就像銅、鋅等天然食品一樣，吃多了還是會中毒的。

比較確定的是，因為褪黑激素可刺激時間調整機制，所以通常可用於調整時差問題引起的失眠。但是使用劑量及使用時間點則必須與專業醫師詳細討論。

不過在國內，褪黑激素目前仍被當成藥品類來管理，因此是無法進口的，所以醫師也無法開給此藥。而坊間所看到的，多為自行從國外帶回來的。

認知行為治療

藥物治療是最常用來治療失眠的方法，對於暫時性的失眠，給予短期的藥物治療是適當的，但對於長期的慢性失眠，藥物並無法改善使失眠持續的原因，又可能產生心理依賴、生理依賴及耐藥性問題。許多患者因擔心造成依賴而自行停藥，卻又缺乏改善失眠的正確方法，一直

撐到無法忍受失眠問題時，又回頭使用藥物，結果就陷入反覆服藥、及失眠慢性化的惡性循環中。

其實還有一種「認知行為治療」的非藥物療法，主要運用心理學原理，改變導致失眠的認知與行為成因。認知行為治療，有下列幾種方法。

1.刺激控制法

只有在想睡覺時，才可以躺在床上，除了睡覺及性行為之外，不要在床上或臥室做任何事情；躺在床上約20分鐘後仍無法入睡時，要離開床舖或臥室，做一些輕鬆的瑣事，直到有睡意時，才再度躺到床上；如果還是睡不著，就必須反覆進行這些步驟。另外，無論何時入睡，每天都必須在固定的時間起床，並避免在白天補眠。

使用這種方法的初期，可能會覺得睡得更少、白天更沒有精神，但持之以恆是很重要的，因為國外的許多研究，都證實這種方法很有效。

▲ 漸進式肌肉放鬆法最好每天練習2~3次，睡前做更好，放鬆後更容易入睡，但應避免在飯後1小時內練習。

2.放鬆訓練法

放鬆的方法，包括腹式呼吸法、漸進式肌肉放鬆法及想像式放鬆法等。

大部分人的呼吸法，是使用胸式呼吸法，但胸式呼吸是短促且快速的，容易產生換氣過度、全身顫抖、手腳冰冷等現象；而腹式呼吸是把肚子拱出來，讓橫膈膜下降，擴大肺容量，所以可以吸進最大量的氧氣以提供大腦使用。睡不好的人，交感神經往往比較亢奮，容易緊張、肩頸肌肉僵硬、心跳快，腹式呼吸吸進大量氧氣，可調節心跳及放鬆肌肉，並刺激副交感神經系統，使生理亢奮減少而處於放鬆狀態，就會睡得比較好。

進行漸進式肌肉放鬆法時，需先將身體分成四個部位：手掌、手腕、手臂的肌肉；頭、臉、喉、肩等部的肌肉，特別是頭部肌肉，與情緒密切相關；胸、腹、背部的肌肉；最後是大腿、臀、小腿和腳等部位的肌肉。

開始練習時可以閉上雙眼，練習繃緊這些區域的肌肉，再慢慢感受放鬆的感覺，此時去體會肌肉放鬆的感覺，才是真

一分鐘知識

做腹式呼吸時，體內會產生一種前列腺素的物質，可消除活性氧，並且擴張血管的功能。當你做腹式呼吸法，活動橫隔膜時，它會從細胞內滲入血管及淋巴管，去除活性養的毒素、促進血液循環。

正的放鬆。只要每天練習兩次，每次約15分鐘，大約2個星期，你就能熟練這項技巧。其實，許多研究報告均顯示肌肉放鬆訓練是有助於失眠的改善，尤其對於入睡困難者及睡眠中醒來次數頻繁者，均有很大幫助。

仔細體會這種放鬆時身體的感覺，將來緊張時想要放鬆，就想像這種感覺，肌肉就會聽話，出現放鬆的感覺。

想像式放鬆法，則是冥想大自然的聲音，如水聲、蟲鳴、鳥叫聲等，以轉移注意力，可改變認知上的亢奮。

3.睡眠限制法

將實際睡覺的時間去除以躺在床上的時間，即是睡眠效率，一般人的睡眠效率，至少在85%以上。睡眠限制法是減少躺在床上的時間，以4.5小時為底限，設定確切的上床

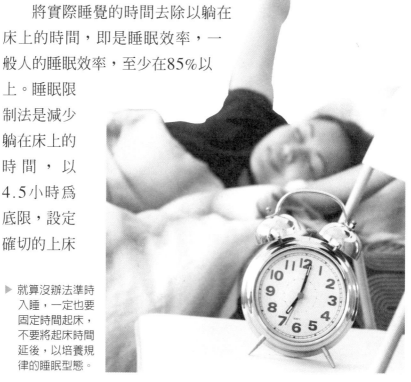

▶ 就算沒辦法準時入睡，一定也要固定時間起床，不要將起床時間延後，以培養規律的睡眠型態。

和起床時間，並堅持這個睡眠時段，不管有多累，儘可能持續1個星期；當連續5天的睡眠效率達到90％，則提前15分鐘上床。反覆這樣的步驟，直到找到最佳睡眠長度爲止。

4.光照療法

人類的生理時鐘，實際上要比24小時長，靠著日光照射，可以調整內在的生理時鐘。例如傍晚照光，可以延遲入睡時間，清晨接受照光，則可提早入睡時間。

對調節睡眠有幫助的光照強度，必須在2500燭光以上，才會有明顯的效果。清晨的朝陽就大約有2500燭光，日正當中的陽光約有10000至100000燭光，室內的燈具則約只有60～300燭光。在缺乏天然日照的情境下，可以使用人工光源進行光照療法。

而照光的時間，至少需要半小時以上，能達到1小時以上者效果更佳；到戶外接受光照，讓陽光能進入眼眶，效果最好，但需避免直視光源，並做好防曬。若無法到戶外接受光照，則醫院裡的光照治療器，也可代替。

認知行為治療約需5～10週，研究顯示，認知行為治療對於失眠有顯著的改善效果，在治療結束後，療效甚至可維持3年之久。另外也有研究指出，61%的患者在經過治療後，入睡所需的時間明顯縮短，半夜醒來的次數也有顯著的降低。

5.認知療法

- 大多數失眠的人對於睡眠或失眠，都抱持著不正確的想法，常見的有：
  1. 今晚睡得那麼糟（少），明天甚麼事都不用做了。
  2. 如果昨晚沒睡好，那今晚一樣會睡不好。
  3. 不吃安眠藥一定沒辦法睡覺。
  4. 如果白天感到疲累、沒有精力，通常是因為前一晚睡得不好所造成。

  這些想法共通的特性就是─預期性的焦慮，失眠者依經驗而累積的負面想法，常會導致後續緊張、焦慮的情緒（煩躁、易怒）、生理反應（肌肉緊繃）…等，這些反應會讓人更清醒、更不易入睡，最後失眠者就再次輾轉難眠。

- 執行失眠的認知治療時，主要是調整成貼近事實及較正向的想法，如：
  1. 今晚睡得有點糟，但明天還是可以做一點事，有個滿意的生活。
  2. 昨晚沒睡好，不表示今晚一定睡不好，因為身體會自己補回失去的睡眠。
  3. 不吃安眠藥我還是可以睡著，只不過會花比較長的時間。

4.影響白天表現的因素很多，如壓力、緊張、藥物等，不要將不幸都怪罪於失眠。

- 對睡眠比較適當的想法：
  1.睡眠時間因人而異，只要睡眠時間足以應付隔天的生活就足夠了。
  2.睡不著的時候應該起床，直到有睡意再回房睡覺，避免清醒的大腦與床舖形成聯結，讓失眠惡化。
  3.並無科學證據指出失眠會嚴重影響健康，甚至導致死亡。

　　戴甚麼顏色的眼鏡看世界，世界就會變成那種顏色。失眠者若能夠改變看待睡眠的不當想法，那失眠就不會那麼可怕，也就真的不容易失眠了。

失眠病人的三餐飲食因遵守下列規定：早餐一定要吃；午餐不宜吃得過多、過於油膩，以免打瞌睡；晚餐要攝取足夠的蛋白質和鈣質，以補充體力。

第 3 篇

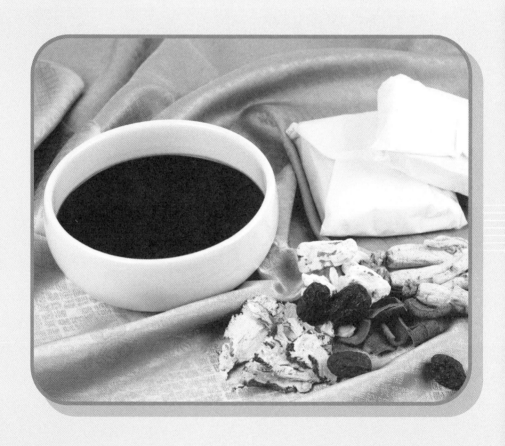

中醫療法

> 中醫對於失眠的定義，和西醫是完全不一樣的，
選擇適合的方法讓您更健康。

中醫的定義與治療藥物

中醫把流動於全身的能量分為「氣」、「血」、「津液」三種。其中與失眠有關的是「氣」與「血」。

「氣」與「血」都是指不停流動於全身的物質，帶給人體全身養分。而人思考、奔跑及飲食等各種精神及肉體活動都必須靠「氣」來運行。如果某因素導致「氣」不足、停滯或亂竄，使「氣」不能正常作用，就會引起失眠。而「血」是供給人體營養物質的總稱。若是由於某個原因而「氣血不足」的話，也會引起失眠。

現代醫學對失眠症狀一般認定是腦方面的問題，但是中醫則不這麼認為。中醫認為精神活動與臟腑有密切關係，並不單只是腦方面的問題。在臟腑中，肝、膽、心、脾、腎是特別重要的部位。如果這些臟腑功能失調，就有可能引起失眠。

中醫治療失眠時，通常會先藉由失眠症狀予以辨證後，再根據症別開立適合的藥方予以治療。

與失眠有關的中藥，以鎮靜安神為主要功能，稱為「安神藥」。中醫認為「心藏神、肝藏魂」，所以安神藥多歸心、肝經，常用在心神不安、心悸、失眠、多夢、健忘等。主要用藥是礦物介殼類藥，又稱為重鎮安神藥，常用的例如牡蠣、龍骨、琥珀等；兼有滋養作用的植物類藥，則又稱為養心安神藥，常用的例如酸棗仁、遠志、龍眼肉、蓮子、石菖蒲等。

一般的中醫治療，大多運用基礎藥物，再依患者體質診斷疾病的症別之後，才組成中藥方劑使用。

心疲兩虛症狀

- 多夢、容易半夜醒來
- 平常容易疲倦、負面思考
- 一疲倦就容易心悸
- 食慾不振
- 腹脹但排便不成形
- 皮膚沒有光澤
- 女性出現月經不調、量多情形
- 男性容易出現多夢遺精或無夢遺精（頻率高，持續時間很久）

對症治療藥方

歸脾湯

功效：補益氣血、健脾養心

成分：人參3錢、茯苓3錢、黃耆3錢、白朮3錢、龍眼肉3錢、酸棗仁3錢、當歸3錢、遠志2錢、木香1錢、甘草1錢、大棗2枚、生薑3片

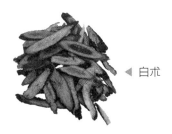

◀ 白朮

心腎不交症狀

- 身體雖然疲倦，但卻莫名興奮無法入睡
- 臉部發燙、頭暈耳鳴目眩
- 疲勞倦怠
- 口乾，不斷地想喝冰開水
- 腰膝疲軟無力、痠痛
- 小便量少且有點疼痛
- 伴隨失眠可能出現心悸症狀
- 女性月經量較少，顏色較淡
- 男性多夢遺精

對症治療藥方

黃連阿膠湯

功效：滋陰清熱、除煩安神

成分：黃蓮4錢、黃芩2錢、雞子黃2枚、芍藥2錢、阿膠3錢

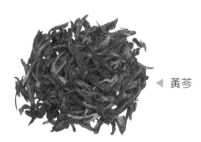

◀ 黃芩

陰虛火旺

- 晚上睡眠時盜汗
- 午後潮熱
- 不自覺感到不安、焦躁，靜不下心來
- 小便短而疼痛
- 疲倦無力
- 四肢火熱、胸悶而睡不著
- 舌頭乾、呈赤紅色，上有裂縫

對症治療藥方

天王補心丹

功效：養心安神、滋陰清熱

成分：生地3錢、人參2錢、元參2錢、丹參3錢、茯苓3
錢、桔梗2錢、遠志3錢、酸棗仁3錢、柏子仁3
錢、天門冬3錢、麥門冬3錢、當歸3錢、五味子
1錢、石菖蒲2錢

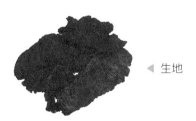

◀ 生地

心火熾盛

- 全身發熱、面微紅
- 口乾，想喝冰開水
- 情緒低落，喜歡吃辛辣油膩的食物
- 小便尿量少色深
- 容易口臭
- 伴隨失眠可能出現心悸、頭痛、膀胱炎等症狀
- 舌頭呈赤紅色

對症治療藥方

黃連解毒湯

功效：清熱瀉火、消炎解毒

成分：黃連3錢、黃芩5錢、黃柏2錢、梔子3錢

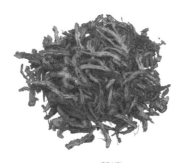

▲ 黃連

心膽虛證

- 平常一有聲響就容易驚醒
- 多夢、盜汗、淺眠、沒有熟睡感，常常半夜起來
- 容易疲倦，有時會有心悸
- 臉色暗沈、皮膚乾燥
- 健忘
- 心神恍忽

對症治療藥方

酸棗仁湯川芎

功效：養血安神、清熱除煩

成分：炒酸棗仁3錢、茯苓3錢、知母2錢、川芎2錢、
　　　甘草1錢

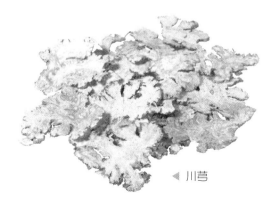

◀ 川芎

肝鬱化火

- 失眠多夢
- 頭痛、脾氣差容易生氣
- 胸側不適，不翻身就不舒服
- 口乾口苦
- 容易出汗
- 胸脹不適（女性在生理期間有此現象）
- 容易放不臭的屁、下痢和便秘

對症治療藥方

柴胡加龍骨牡蠣湯

功效：和解少陽、鎮靜安神

成分：柴胡1錢、半夏3錢、茯苓3錢、桂枝3錢、黃芩2錢、人參2錢、龍骨3錢、牡蠣3錢、大黃1錢、生薑3片、大棗2枚

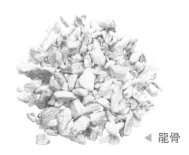

◀ 龍骨

痰熱內擾

　　中醫所說的「痰」，是人體臟腑活動失調的病理產物，此患者平時大多嗜酒成性、飲食過於油膩，損傷脾胃，而滋生痰熱，擾亂心神，於是出現神經衰弱的各種現象。

- 一躺下因胃不適，而有胸悶、噁心、胃酸上湧等症狀
- 睡覺時，容易驚醒或多惡夢
- 煩躁易怒、缺乏耐心、容易激動
- 全身感到沈重，尤其是頭部
- 容易積白色或黃色的痰
- 口內黏稠、口苦、打嗝味臭
- 腹脹、食慾不振　　• 大便乾又硬
- 小便黃且量少　　• 舌頭布滿白色夾雜黃色的舌苔

對症治療藥方

溫膽湯茯苓

功效：行氣化痰、調和膽胃

成分：半夏3錢、茯苓3錢、竹茹2枚、陳皮2錢、生薑3片、枳實2錢、甘草1錢

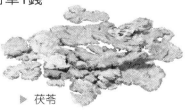

▶ 茯苓

胃氣失和

　　當脾胃功能失調，會影響心神，容易造成心神不寧而失眠。患者除了失眠外，還經常出現與腸胃相關的症狀。

- 腸胃不舒服症狀
- 怕冷喜好溫暖
- 胸悶

- 遇寒冷則症狀會加劇
- 打嗝
- 排便時有排不乾淨的感覺

對症治療藥方

人參湯

功效：開胃健脾、安神、益氣養陰

成分：乾薑1錢、甘草1錢、人參3錢、白朮2錢

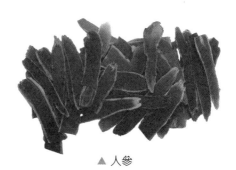

▲ 人參

第二節 經絡運行與睡眠

人體的十二經絡，各掌管不同的器官，並各自有主要的運行時間，從名稱即可大致看出它的運行方向與部位。從夜間11點開始，足少陽膽經、足厥陰肝經、手少陰肺經、手陽明大腸經、足陽明胃經、足太陰脾經、手少陰心經、手太陽小腸經、足太陽膀胱經、足少陰腎經、手厥陰心包經、手少陽三焦經等十二經絡，每一經絡的主要運行時間約2小時。

例如「手少陰肺經」主管肺（中醫所說的肺，和西醫所指的肺臟略有不同，整個呼吸系統都包含在中醫所指的肺之中），它的主要運行時間是在清晨3點到5點，所以仔細觀察，會發現有些氣喘患者常在清晨2、3點的時候發作，很可能就是受到經絡快要走到肺經的影響，但目前科學上對此還沒有完整的研究數據，而且經絡的運行，還因人而略有不同；又如「手少陰心經」的主要運行時間是中午11點到下午1點，此時走到心經，氣血最為旺盛，所以這段時間盡量不要針灸，以免「暈針」，感覺不舒服。

在十二個經絡中，與睡眠比較有關的，是「足少陽膽經」與「足厥陰肝經」，主要掌管膽與肝，足少陽膽經的運行時間是夜間11點到凌晨1點，足厥陰肝經的運行時間則是凌晨1點到3點。中醫認為，晚上11點以前一定要上床睡覺，才能睡得比較好，血液、肝臟才能得到休息，因為11點的時候，經絡開始運行到足少陽膽經，血液的作用，必須在凌晨1點之前入肝，

人體才能得到徹底的休息，各種器官的休養生息也會比較好。

有些人睡不好會發胖，西醫解釋是因為睡不好影響了瘦體素的分泌，中醫則認為是「痰飲盛」，這裡所說的「痰」，也包括脂肪在內；當太晚睡或睡不好，肝臟無法得到充足的休息，體內的廢物無法處理，脂肪也同樣堆積在體內，當然會胖，所以11點以前入睡，也是減肥的要素。

至於該睡到幾點起床，在中醫的理論上卻沒有一定的限制，只要第二天起床後，一整天的精神都很好就可以了，不一定要睡到幾點才可以起床。

這樣的經絡運行雖然因人而略有不同，但卻無法做人為的調整，因此日夜顛倒的人比較容易產生疾病，是很難藉由經絡運行時間的調整來讓身體「適應」的。

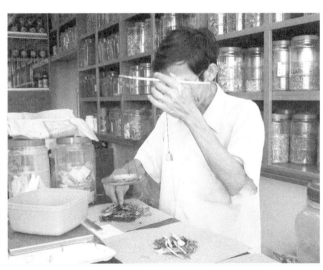

▶ 中醫的治療大都運用基礎藥物，再依患者的體質、確定疾病的症狀後，組成中藥方劑使用。

表：人體十二經絡運行時間表

經絡	時間	時期	工作
足少陽膽經	23點～凌晨1點	淺眠期	多夢而敏感，身體不適者亦在此時痛醒。
足厥陰肝經	1～3點	排毒期	此時肝臟為排除毒素而活動旺盛，應讓身體進入睡眠狀態，讓肝臟得以完成代謝廢物
手少陰肺經	3～5點	休眠期	重症病人最易發病的時刻，常有患病者在此時死亡，熬夜最好勿超過這個時間
手陽明大腸經	5～7點		
足陽明胃經	7～9點		
足太陰脾經	9～11點	精華期	此時為注意力及記憶力最好，且工作與學習的最佳時段
手少陰心經	11～13點	午休期	最好靜坐或閉目休息一下再進餐，正午不可飲酒，易醉又傷肝哦！
手太陽小腸經	13～15點	高峰期	是分析力和創造力得以發揮淋漓盡致的極致時段！
足太陽膀胱經	15～17點	低潮期	體力耗弱的階段，最好補充水果來解饞，避免因肌餓而貪食致肥胖
足少陰腎經	17～19點	鬆散期	此時血糖略增，嗅覺與味覺最敏感，不妨準備晚膳來提振精神
手厥陰心包經	19～21點	暫憩期	最好能在飯後三十分鐘去散個步，放鬆一下，紓解一日的疲倦困頓
手少陽三焦經	21～23點	夜休期	此為晚上活動的巔峰時段，建議您善用此時進行商議，進修等需要思考周密的活動

針灸治療

　　針灸治療，是另一種可以改善失眠問題的治療方式，與失眠有關的穴道，體針包括印堂、安眠、神門、內關、足三里、後谿、太衝等七個穴道；耳穴則包括耳神門、心、腎等穴位。以針灸或耳壓治療失眠時，即針對這幾個穴道運用，會有不同的效果。

印堂

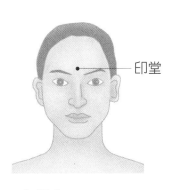

位於兩眉頭中間。可治療頭痛、暈眩、鼻炎、感冒、高血壓、失眠等問題。

安眠

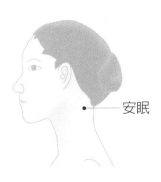

位置

有兩個，即位在耳垂後方連一條直線到髮際的線上，每隔兩指寬有第一個安眠穴與第二個安眠穴。可治療失眠、眩暈、頭痛、心悸、精神病等。

神門

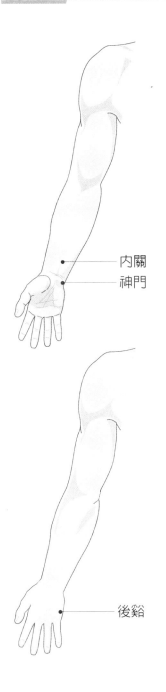

內關
神門

後谿

手掌根部末端有圓形小骨，前方的凹陷處即是神門穴。針灸此穴具有鎮靜、止痛作用，可治療心悸怔忡、呆癡恍惚等。

內關

位於掌後第一橫紋正中直上2寸、在兩筋之間。主治心痛、心悸、胃痛、嘔吐、呃逆、失眠、胸痛等。

後谿

在第五掌指關節尺側後方、第五掌骨後緣。主治腰痛、頭痛、癲癇等的失眠。

足三里

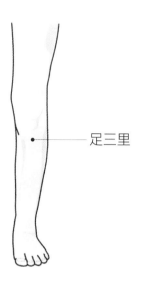

足三里

位於膝蓋骨下緣直下3寸、距離脛骨外側1寸之處。主治腹脹、腹痛、食慾不振、腹瀉、便秘等引起的失眠。

太衝

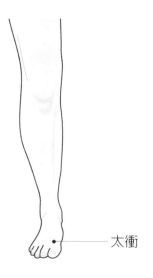

太衝

位於足背側，第一、二趾蹠骨連接部位上。主治頭痛、暈眩、失眠等。

耳神門

位於耳上方三角窩、外上三分之一處。具有鎮靜安神的效果。

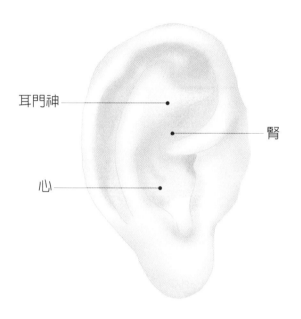

耳門神

心

腎

心

 位置

位在耳甲腔最凹陷處。主治失眠多夢、心悸、休克等。

腎

 位置

在耳輪下緣、心穴的上方。主治泌尿生殖系統疾患（包括月經不調、腎炎、膀胱炎、遺精等）、耳鳴、聽力減退、頭痛、神經衰弱等。

第4篇

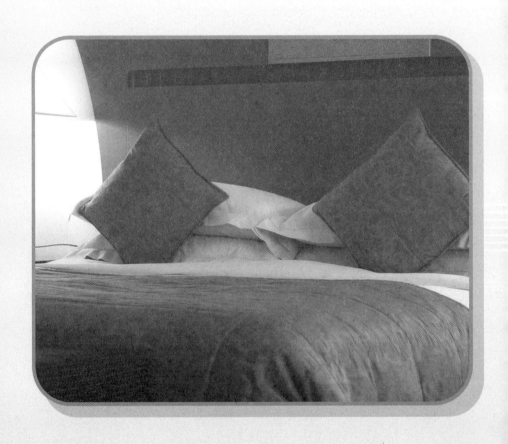

自癒療法

> 遇到失眠時，並不一定要吃安眠藥才可以解決，
放鬆心情、泡泡熱水澡，也可幫助你進入夢鄉。

規律的作息

　　對於容易失眠的人而言，如果有些方法可以幫助自己，不必動輒找醫師、吃藥、求神問卜的，該有多好。其實，的確有些方法可以自己先嘗試，在失眠問題還沒有變得很嚴重之前，先努力一下吧。

　　每天保持固定的起床與上床時間，即使在週末或假日，仍要保持固定，而且盡可能每天都有感覺充分休息的足夠睡眠；且為了讓內在的生理時鐘保持規律運作，最好在固定的時間進食、從事日常活動或工作。

　　另外，最好不要在床上閱讀、進食、看電視、講電話或玩撲克牌等與睡眠無關的事情；也不要在睡前處理或思考令人憂慮的事物。不少情侶或夫妻喜歡在睡前情話綿綿或討論事情，但最後卻一言不合吵了起來，愈想愈氣而睡不著，如果常常如此，是可能變成慢性失眠的哦！

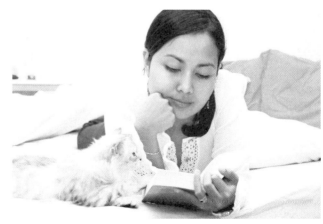

▶ 睡前看自己有興趣的書，非但不能催眠，反而愈讀愈有勁，影響到自己的睡眠時間。

飲食

　　吃也會影響睡眠，您知道嗎？吃對食物，助您一夜好眠；而吃錯了食物，不是會輾轉難眠，就是半夜頻頻醒來，難以一覺到天明。不過食物不是藥物，所以某些食物或營養成分對某些容易失眠的族群是有效的，但並不是對所有容易失眠的人都有效，所以您可以跟著嘗試看看，希望對您有幫助哦！

食物的選擇

1.蛋白質

　　常吃富含色胺酸的食物，如瘦肉、香蕉、巧克力等，可使腦中的血清激素含量較高，容易使人放輕鬆，對於因為容易緊張而常失眠的人，會比較好入睡。

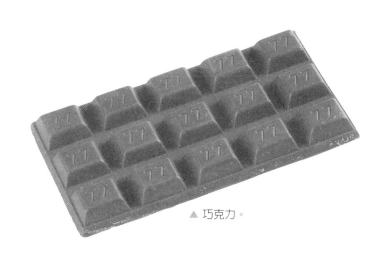

▲ 巧克力。

2.脂肪

人體服用大量卵磷脂，有利於細胞間的聯繫，增強記憶力、改善腦功能，對神經衰弱及失眠者有效。富含卵磷脂的食物包括動物肝臟、魚、蛋黃、大豆、玉米、花生和核桃等。

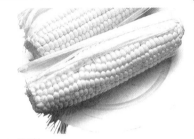

▲ 玉米。

3.維生素

有很多研究認為，維生素Ｂ群（例如維生素B_{12}、B_1、葉酸等）對穩定神經有幫助，而缺乏維生素Ｂ群容易導致神經炎、焦慮等，所以補充維生素Ｂ群可以減少焦慮，有助安眠。富含維生素Ｂ群的食物包括糙米、蛋、瘦肉、肝臟、海鮮等。

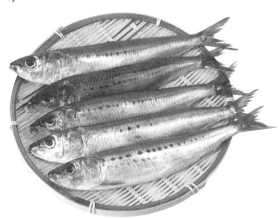

▲ 魚。

4.礦物質

有科學研究發現，**鈣質**的攝取對神經的穩定度有關，對睡眠的確有幫助；也有研究認為，更年期婦女容易失眠，可能與鈣質流失有關，改善鈣質的營養狀態，神經穩定度夠，就容易入

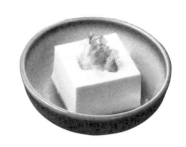

▲ 豆腐。

睡。富含鈣質的食物如牛奶、小魚乾、芝麻（中醫還認為芝麻具有安神效果）、豆腐、奇異果、鈣片等。

鉀亦具有安神作用，鉀攝取量充足的人，血壓較穩定、不容易心煩氣躁，對睡眠也可能有幫助。柑橘類水果、香蕉、釋迦、雞精、牛肉、蔬菜（如油菜、莧菜等），都是含鉀的食物。不過鉀

▲ 橘子。

易溶於水，所以如果是煮成湯的食物，例如牛肉湯，則最好連湯一起喝掉。

鋅含量高的食物，也可能有助眠效果。而缺乏鋅的人，容易引起焦慮、掉髮等問題，所以也會影響睡眠。核果類、海鮮、海帶、紫菜等，都是富含鋅的食物。

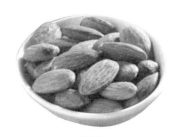

▲ 核果。

藥膳

　　中醫有幾帖藥膳，是對睡眠有幫助的，藥膳可以「以形補形」，且可依不同的身體狀況，來改變烹調方式，例如有些人脾胃不好，不適合吃太多肉，就可以改煮粥類的藥膳來吃，營養又可口。

1.阿膠炒豆腐

- **材料**：豆腐1塊、青江菜500g、阿膠珠1錢。
- **調味料**：薑絲適量、花椒5～6粒、胡椒及鹽各少許、沙拉油3大匙
- **作法**：1.阿膠珠以350c.c.水溶化後，轉小火煮5分鐘後備用。
  2.青江菜洗淨，豆腐切成1公分正方小塊後備用。
  3.薑絲用油爆香後，加入青江菜快炒，將①加入，以調味料調味後，再將豆腐、花椒倒入，轉小火約5分鐘後，勾芡起鍋即可。
- **功效**：阿膠用於陰虛心煩、失眠，能補血、滋陰，對陰虛火旺所導致的嚴重失眠相當有效。除了補血之外，阿膠還具有良好的止血作用，為止血的重要藥物，所以是婦科最常用的藥物之一，尤其陰血虧虛者使用最好。

禁忌：無。　　　　　　　　▶ 青江菜。

2.阿膠茶碗蒸

- **材料**：蛋 3個、阿膠珠1錢、水 450cc、醬油少許、
  鹽適量。
- **作法**：1.將阿膠珠以450cc水溶化後，轉小火煮5分鐘後
  備用。
  2.蛋打散，加入①及醬油、鹽混合拌勻，用濾網
  過濾，使蛋汁更細滑。
  3.準備蒸鍋，等出現蒸氣時，再將蛋汁蒸碗放
  入，先用大火蒸2分鐘，使蛋液溫度上升，表面
  顏色變白後，放根筷子使蒸鍋稍透氣，改用中
  小火蒸約15分鐘，用竹籤插入蛋凝固即可。
- **功效**：前面已提過阿膠的功效，對陰虛火旺所導致的嚴
  重失眠相當有效，陰血虛虧者使用最好。

禁忌：無。

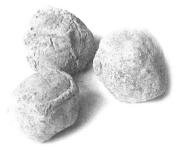

▲ 阿膠珠。

3.茯神龍眼粥

- **材料**：茯神3錢、紅棗3錢、龍眼肉3錢、夜交藤3錢、白飯1碗
- **作法**：將上述材料加水三碗，共煮成粥。
- **功效**：在中醫的觀點上，如果心脾虧虛，會造成血不養心、神不守舍，所以會多夢易醒、健忘心悸，氣血虧虛則容易出現頭暈目眩等症狀。茯神能入心、肺、脾、腎、胃五經，主治心腎和安神，具有寧神安心之效；桂圓可補心安神、養血益脾，所以這道藥膳可以改善多夢易驚、心悸健忘、頭暈目眩、肢倦神疲、食慾不佳、面色萎黃等症狀，及心脾血虛造成的失眠。

禁忌：無。

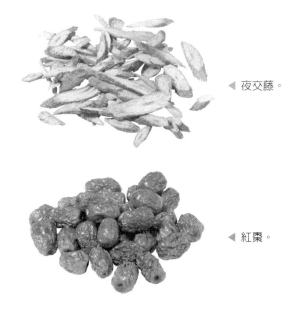

◀ 夜交藤。

◀ 紅棗。

4.百合蓮子湯

- **材料**：蓮子200克、百合100克、紅棗100克、白木耳10克、冰糖適量、水1000cc。

- **作法**：1.蓮子泡水2小時，取出蓮子心，蓮子洗淨備用；百合、白木耳泡20分鐘；紅棗洗淨備用。

  2.水煮沸後，先入蓮子煮約30分鐘，再入其他料煮約20分鐘。最後加入冰糖，即可食用。

- **功效**：蓮子可安定心神、補脾胃，百合也能安定心神，紅棗補血、補脾胃；白木耳潤肺，且含有膠原蛋白，具有美容的作用。所以這道藥膳有安神養心、健脾胃的功效，對睡眠有幫助，十分適宜夏季飲用。

禁忌：無。

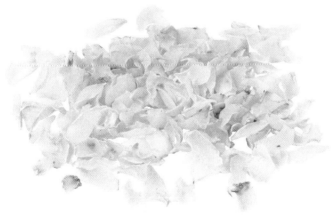

▲ 百合。

5.歸脾湯粥

- **材料**：飯1碗、桂圓25克、炙甘草20克、大棗5顆、生薑3片、人參鬚2錢，黃耆、白朮、茯苓、當歸、酸棗仁、遠志、木香各3錢。
- **作法**：將上述材料加水500cc，共煮成粥。
- **功效**：適合心血虛的人食用。桂圓可補心安神、養血益脾，自古以來就被視為滋養佳品和滋補良藥，具有開胃益脾、養血安神、壯陽益氣、補虛長智的功效，所以對睡眠有幫助，對於虛性肥胖者是最好的藥品。現代藥理研究證明桂圓有延壽作用，能增強血管彈力、強度、張力、收縮力，使血管完整，保持良好的功能。

禁忌：陰虛火旺而氣血不虧者不適合食用。

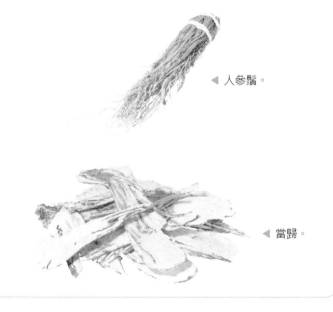

◀ 人參鬚。

◀ 當歸。

茶飲

　　有些茶飲亦對睡眠有助益。茶飲符合現代人忙碌的生活，作法簡單，平時可以拿來當茶喝，隨時可飲用，有失眠困擾者不妨試試看。

1.西洋參桂圓肉湯

- **材料**：西洋參10克、桂圓肉15克、白糖適量。
- **作法**：將西洋參浸潤後切片，桂圓肉洗淨，一起放入碗內，加入白糖和水適量，置沸水鍋中蒸40分鐘即可。每日1劑，代茶飲服。
- **功效**：桂圓可補心安神、養血益脾，所以可改善失眠問題。

禁忌：無。

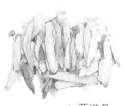

▲ 西洋參。

2.蜂蜜蓮子心茶

- **材料**：蓮子心5枚，蜂蜜適量。
- **作法**：蓮子心以300c.c.水沖泡，悶3分鐘後濾出，加入蜂蜜即可。
- **功效**：蓮子心有安神、鎮靜、清心、去煩、利尿、止渴、降壓等功效，所以對睡眠有幫助。

禁忌：無。

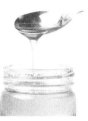

▲ 蜂蜜。

3.棗仁安神茶

- **材料**：酸棗仁2錢、茯神2錢、紅茶1包、甜菊葉3片。
- **作法**：1.先將酸棗仁、茯神與甜菊葉以500cc水煮沸，將藥材撈除。

  2.藥汁趁熱，沖泡紅茶後即可飲用。
- **功效**：美國國家心理衛生學會研究發現，人在睡眠時，體內會釋放出「瘦體素」的化學物質，該物質能提醒人們已吃飽，藉以控制脂肪量；睡眠不足可能影響白天幫助消耗熱量的荷爾蒙分泌。而酸棗仁有養心安神、益陰斂汗的功能，用於陰血不足、虛煩失眠、多夢、心悸怔忡、頭暈、健忘、自汗、盜汗等症狀，對於月經前失眠入睡難，或是更年期婦女十分有效。

禁忌：實邪鬱火及容易腹瀉者不適用。

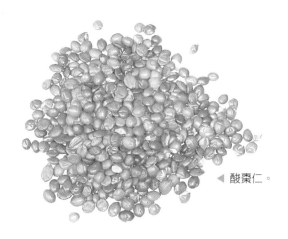

◀ 酸棗仁。

4.甘麥大棗湯

- **材料**：小麥3錢、甘草3錢、紅棗1兩。
- **作法**：1.紅棗去核後，和小麥、甘草一起清洗乾淨。
  2.將三味材料放入鍋中，加入適量水熬開，轉小火再煎10分鐘即可關火。
- **功效**：小麥有養心安神作用，甘草、紅棗有健脾益胃及益氣生津功效，可治療心悸、婦女煩燥、神志不寧等症狀，三物合用有很好的養心安神功效，當然會使失眠問題得到改善。

禁忌：無。

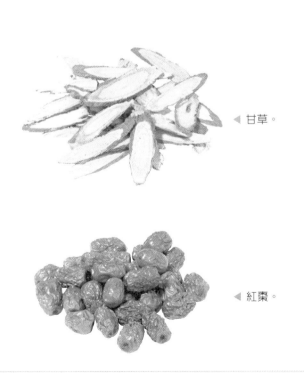

◀ 甘草。

◀ 紅棗。

5.龍眼冰糖茶

- **材料**：龍眼肉25克、冰糖10克。
- **作法**：把龍眼肉洗淨，與冰糖一起放入茶杯中，注入沸水，加蓋悶一會兒，即可飲用。每日1劑，隨沖隨飲，隨飲隨添開水，最後吃龍眼肉。
- **功效**：此茶有補益心脾、安神益智等功用，可治療思慮過度、精神不振、失眠多夢、心悸健忘等症狀。

禁忌：無。

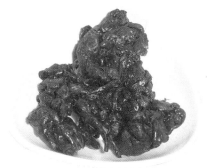

◀ 龍眼乾仁。

　　不論是藥膳或茶飲，這邊所提供的劑量都很低，所以安全性高，容易失眠的人隨時隨地都可以吃；不過正由於它的劑量低，所以對失眠而言，都只是預防性的、或具有輔助改善的作用，但失眠情況嚴重時仍要就醫服藥，不可因為吃了藥膳或茶飲而減藥，也不能因此停藥。最重要的是，希望能因此使失眠情況改善，而逐漸減少藥物的使用，最後不再失眠，也不必再服藥，就可以睡得又香又甜。

破壞睡眠的隱形敵人

現代人常吃油膩的食物，或為了提振精神而喝含咖啡因的飲料，卻不知道這樣的飲食方法會造成失眠的現象。究竟有哪些食物會造成失眠呢？

1.豐富、油膩的晚餐或宵夜

有些人喜歡在睡覺前吃一點東西，覺得肚子暖暖的、飽飽的，比較好入睡。但晚餐或宵夜吃得太飽或太油膩，會抑制消化系統，造成消化不良，反而容易影響睡眠。

最好的方法是把最豐富的一餐安排在早餐或午餐，晚餐則吃得少一點、清淡一點，最好選擇一些低脂但富含蛋白質的食物，例如魚類、雞肉或是瘦肉。

2.含咖啡因的食物

最容易破壞睡眠的，就是容易刺激中樞神經的食物，咖啡因就可能造成中樞神經興奮而使人睡不著。

咖啡因會刺激神經系統，使我們的呼吸及心跳加快、血壓上升。但它也會減少褪黑激素的分泌。另外，國外研究發現，咖啡因也會抑制一種令人想睡的化學物質—腺乾B酸的分泌，進而影響能讓人獲得充分休息的深睡期。

對於容易失眠的人，一般建議這類食物最好在中午以前食用，因為中樞神經受到刺激而興奮的作用，只會維持到中午或下午。中午過後不要再使用這類食物，晚上就不會受影響，且

說不定晚上反而睡得比較好。

3.酒精

　　國外的研究發現，酒精及某些鎮定劑會抑制睡眠時的快速動眼期的時間。快速動眼期的時間太少和常在夜間醒來、睡眠斷斷續續有關，也和無法獲得充足休息的睡眠有關。

　　另外，服用安眠藥的人也不宜喝酒。因為兩者的作用加乘，會讓睡眠過度深沉，可能造成睡眠時呼吸中止的危險。

4.產氣的食物

　　肚子充滿了氣體，會讓人不舒服也睡不著。人體內因為缺乏消化寡醣類及多醣類等碳水化合物的酵素，所以這類食物在小腸中不易被消化，到大腸中便被腸菌分解利用，然後產生大量氣體。

　　會導致脹氣的食物包括：豆類、馬鈴薯、地瓜、芋頭、綠花椰菜等。

5.辛辣的食物

　　辣椒、大蒜及生洋蔥等辛辣食物會造成某些人胃灼熱及消化不良的情況，進一步會干擾睡眠。

穴道按摩

雖然我們可以藉助針灸的方式治療失眠時的相關穴道，其實平常也可自行按壓這些穴道，同樣可以達到助眠的效果。

自行做穴道按摩時，是根據前面所提到不同穴道的功能，依不同的失眠症狀，選擇適合的穴道。以指腹按壓這些穴道，按壓到有痠痠脹脹的感覺即可，不必壓到感覺疼痛的程度。按壓的方式有兩種，一種是開始前先施以輕柔的力道，然後逐漸增強；另外一種是配合節奏與靈活的運動，持續以適當的力道按壓。要注意的是，別以過於強大和粗暴的力道按壓，以免傷害自己的肌膚。

不同的是，針灸時比較深入穴道，而自行做穴道按摩的位置比較淺。雖然穴位有一定的深度，穴道按摩比較沒有治療失眠的效果，但就像吃藥膳、茶飲一樣，對失眠的改善還是會有一定的助益，有空時不妨針對自己的症狀，按一按、試一試，會有幫助的。

並不是所有人都可以進行穴道按摩，包括：急性類風濕性脊椎炎病人；有嚴重肺病、心臟病、肝、腎臟病的患者；易引起出血性疾患，如糖尿病、肺結核、血友病的病人；體內有金屬固定的疾患者；懷孕5個月以上婦女和月經期間，均不宜在腹部做重手法按摩。

刮痧也很有效

　　養成規律的生活習慣，睡前避免情緒之波動起伏，勿服刺激性食物，若長期嚴重失眠，須就醫治療。

刮痧方式

① 採坐姿，以百會穴為中心，刮向前後左右四個方向。

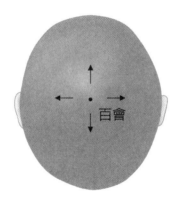

百會

刮痧工具	刮痧板
刮痧介質	水、凡士林、萬金油、潤膚液、嬰兒油等，其主要功能為潤滑，減輕刮痧時的阻力，避免皮膚擦傷。

刮痧的注意事項與禁忌

① 禁止乾刮。
② 每處刮二至四條，每條長度約5～10公分。
③ 刮拭一處的時間約3～5分鐘。
④ 一次刮拭的位置，宜三至五處，不宜太多。
⑤ 在上一次的出痧還未退之前，不宜短時間內再刮拭。

② 刮風府、啞門縱向穴區及與其平行的左右兩側縱向帶

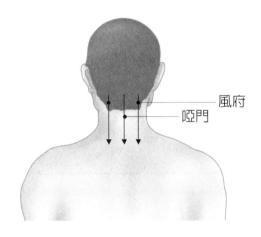

③ 刮大椎、筋縮穴位縱向帶及其平行的兩側縱向帶，含心俞、魄戶區。

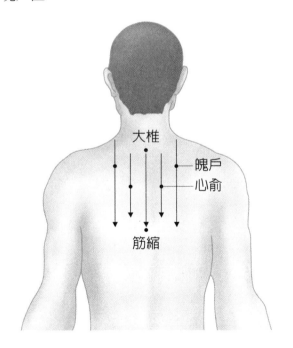

胃不和者

加刮中脘穴區及陰陵泉、豐隆穴區。

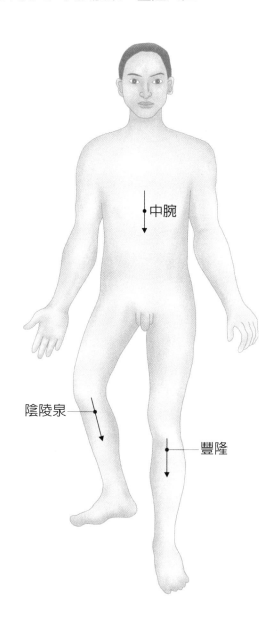

陰虛火旺者

　　加刮申脈穴區，可在足三里、三陰交、神門、內關穴區，並可在神門放痧。

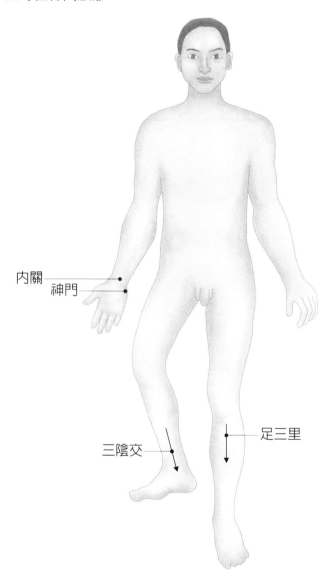

內關

神門

三陰交

足三里

運動

運動有很多不同的類型，包括柔軟度運動、有氧運動、肌力運動等，其中，有氧運動、配合放鬆及呼吸的柔軟度運動等，對睡眠會有幫助。

瑜伽

練習瑜伽的主要目的是能讓緊繃的肌肉放鬆，這是有益失眠患者的一種運動方式。練習瑜伽要注意以下幾點：

① 在舒適的動作上停留一段時間。

② 可以按摩內臟、腺體。

③ 配合呼吸，吸氣、吐氣或止息。

④ 意識要集中，集中在伸展的部位，或想要改善的部位。

1 牛頭式

運動功能：

調整脊椎功能，幫助控制性慾，增強腎功能。

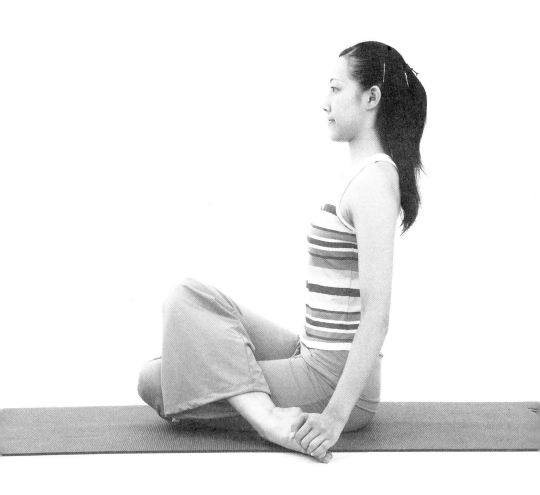

步驟1

左腳屈曲，膝蓋朝向身體正前方，右腳從上面交叉，讓兩腳上下交疊，兩手放在身體兩旁。

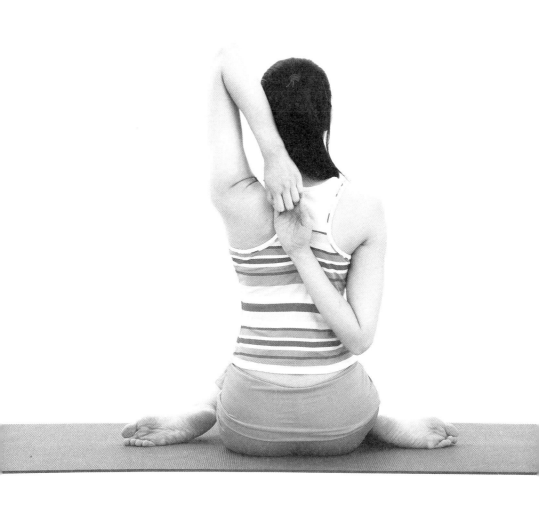

　　將左手屈曲舉起，右手由下方勾住左手。保持脊柱拉長，挺胸。

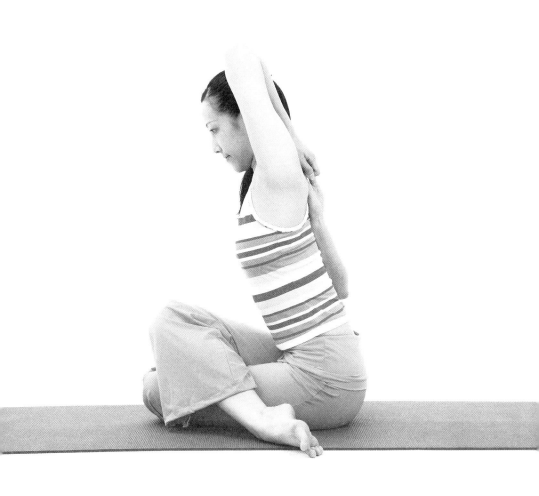

___ 步驟3 ___

保持脊柱拉長，挺胸。

2 魚 式

運動功能：

擴胸，強化背肌、腰部，增強記憶力。

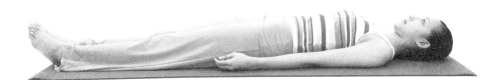

── 步驟1 ──

呈仰臥姿平躺於地上。

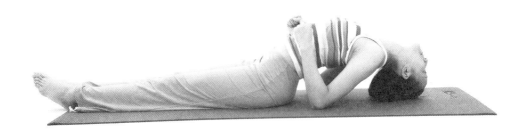

── 步驟2 ──

手肘彎曲支撐於地上，將胸口往上推起，頭頂頂在地上。

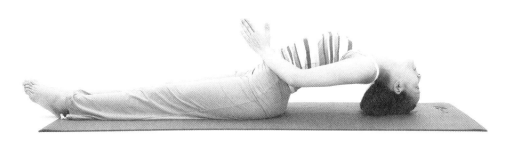

保持住身體，將雙手合十放在肚臍上。

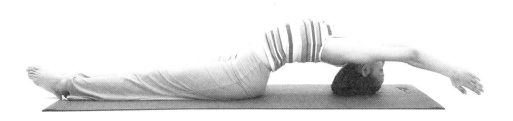

步驟4

雙手往頭頂上方延伸

3 肩立式

運動功能：

促進血液循環　按摩內臟。

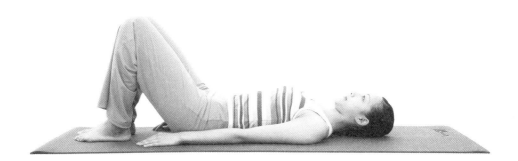

步驟1

平躺在地面上，雙腳彎曲，腳掌平放於地面，雙手平放在身體兩旁。

腹部內收，雙腳屈曲，膝蓋輕放在額頭上，雙手支撐於下背部。

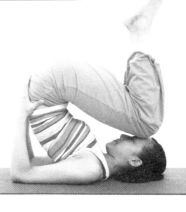

雙手往頭頂上方延伸雙腳往上延伸，肩頸放鬆，伸展髂腰肌群。

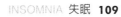

有氧運動

有氧運動是全身大部分肌肉群的反覆動作，足以引起一定的生理反應，例如心跳、血壓等會受影響，但做有氧運動後，必須感覺心跳加快、有點喘、有些流汗，才算達到效果，例如打球、快走、騎單車等，都可算是有氧運動。

一般有氧運動是指心跳速度在最高心率的70％狀態下的運動，而所謂最高心率是指無論怎麼樣增加運動量，心跳速率也不會再增加的極限；通常是以220減掉你的年齡，就是你這個年齡的最高心率。

科學研究顯示，各種運動中對睡眠最有幫助的，就是有氧運動，但運動時間、運動強度一定要足夠，才能達到效果。

對所有人來說，規律的運動最好，每週運動3次、每次30分鐘，運動後心跳強度達到每分鐘130下以上，效果最好。但要注意的是，如果是為了幫助睡眠，則運動時機很重要，最好不要在睡前3個小時之內做有氧運動，否則可能使身體亢奮，反而影響睡眠。當然如果已經成為個人習慣，晚上運動（例如晚上下班後上健身俱樂部）也不會影響睡眠，就沒有關係。

適當的運動對人體一定有幫助。不過，對於從不運動的人來說，剛開始運動的1～2週內，會有一段調適期，這段調適期內可能會因為精神亢奮，反而睡得不太好，但通常3～4週之後即可獲得改善。有許多研究發現，適當的有氧運動，可以增加

睡眠深度，並減少入睡所需要的時間，所以適當的有氧運動對睡眠是有幫助的，要持之以恆才能看到預期的效果。

至於要選擇哪一種有氧運動，最重要的是考量個人的身體狀況。例如有關節炎的人，游泳是最好的運動；考量場地的因素，則騎單車、快走都很方便。只要是適合自己的規律運動，對睡眠都會有幫助。

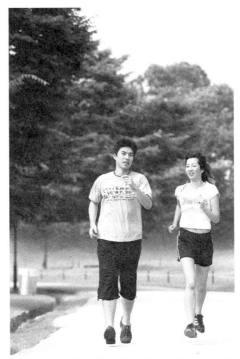

▲ 快走也是有氧運動的一種，而慢跑是最簡單、也最有效的有氧運動。

另外，柔軟運動可達到放鬆的效果，接近睡眠時做亦無妨。柔軟運動對睡眠的幫助比較少，不過配合放鬆、調整呼吸等，也會有些幫助。

 對於安眠藥的誤解

晨間運動只對身體有幫助，但對睡眠卻沒什麼助益；下午約4點到6點時運動，對睡眠最有幫助，且效果比洗熱水澡還好。其可使上床睡覺時體溫降幅更大，也睡得更沉，但不要到晚上睡覺前才運動。

第六節 洗個舒服的安眠澡

　　前面曾經提過，睡眠機制受睡眠恆定機轉及定時清醒機制互相抗衡，來決定我們當時想睡覺或是清醒的傾向；感覺刺激、動機及情緒等，都是影響這兩個機制的因素。白天的時候，定時清醒機制會比較旺盛，身體體溫也會比較高，晚上則是相對的睡眠恆定機制比較旺盛，體溫也比較低一點。所以如果在睡前洗澡，讓體溫上升，洗完後體溫受環境的影響而下降，下降的幅度會變大，不但幫助入睡，也能加深深度睡眠，使睡眠品質更好。

　　有研究發現，容易失眠的人，在晚上該睡覺時，體溫並沒有像一般人一樣的下降。運用這個道理，在睡前一兩個小時洗個熱水澡，可使體溫拉高，有助於接下來降低體溫，幫助睡眠，而不是到了睡前才洗熱水澡，以免瞬間拉高的體溫反而影響睡眠。也因為這個道理，所以睡眠環境的溫度可以稍微調低些，約在攝氏24、25度時最適當。

　　洗熱水澡的方法中，泡澡的效果比沖澡好，水溫約40度左右，不要太燙或太涼，泡完後身體有熱呼呼的感覺即可；泡澡時間最好在30分鐘以內，不要泡太久，剛泡完澡血壓會略微上升，要注意一下。

　　有人認為，泡澡時在水裡加些香精或溫泉粉等，效果更好。其實，泡澡本來就可使肌肉鬆弛、情緒放鬆，若加上香味

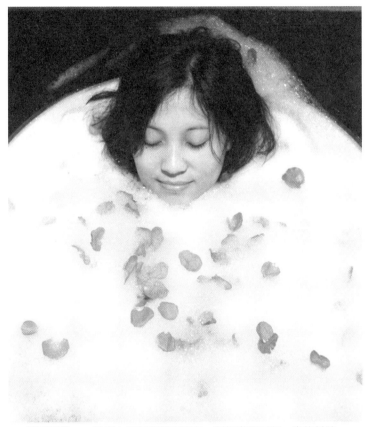

▲ 利用睡前一、兩個小時泡個舒服的澡，對促進睡眠有一定的幫助。

等等的物質，可能會讓人覺得比較舒服、愉悅，進而更放鬆，對睡眠也許會有幫助。目前此方法沒有科學證據，但試試也沒聽說有害處。

不過對於已經長期失眠的人，泡澡幫助睡眠的方式，不可能一次見效，要持續每天做，讓身體習慣體溫的下降，效果才會比較好。另外，如果失眠的原因與體溫升降異常有關，泡澡就可能有效；而如果失眠與煩惱很多、多思多想有關，泡澡的效果就會差些。

營造舒適睡眠

　　睡眠環境好不好，會直接影響到睡眠品質。要有一個舒適的睡眠，先營造一個舒適的睡眠環境，是很重要的。

1.擺設

　　寢室裡的擺設盡量簡單，書桌、電視等是寢室裡常見的東西，但其實可能影響睡眠。

　　對於容易失眠的人，如果常在床上從事與睡眠無關的事情，例如看書、看電視、吃東西等，都可能影響睡眠品質，更加重失眠的問題。

　　照理說，一到床上，腦部就應該準備「關機」睡覺，但在床上看電視的習慣，會使腦部不知道該不該「關機」，當然就更睡不著了。有些人明明在電視機前的沙發上打瞌睡，但到床上卻反而睡不著，這是因為腦中已經把床與失眠做了連結，所以就算在床前放台電視，也沒有用。

擺設

照明

3.照明

　　寢室不要有不必要的照明，窗簾遮光性越高越好。

　　有些人睡覺時喜歡使用小夜燈，但其實全暗的環境，對睡眠會比較好，即使是一點點光亮，也會影響腦中褪黑激素的分泌，而褪黑激素與睡眠有關，也會影響腦部活動。

　　如果擔心老人家半夜可能起床上廁所，可在走道裝置感應式的照明，或把開關設在容易使用的地方，盡量不要開著燈睡覺。

布置一個安眠樂園

對容易失眠的人而言，寢室最好是獨立的。也就是說，寢室就是用來睡覺的地方，不要在寢室做與睡覺無關的活動。

3.溫濕度

保持適當的溫度、定溫，較容易睡得好。

睡覺時體溫的下降，與睡眠深度有關，所以有些人半夜會熱醒過來；但溫度太低又會引起血管收縮，也會影響睡眠，所以太冷、太熱都可能使人睡得不好；而忽冷忽熱的冷氣，也會影響睡眠，最好把冷氣調整到一定的溫度。一般而言，室內溫度約在攝氏24～28度，是最舒適的溫度。

濕度對一般人的睡眠影響不大，但對於某些疾病的患者，例如有呼吸道疾病（如氣喘、過敏性鼻炎等）的人，就要考慮濕度與空氣品質的影響，因為身體不舒服，當然就會睡不好。相對濕度約60%～70%，是最適合的。

4.音樂與噪音

睡眠環境隔音要好，不預期的聲音會干擾睡眠。

每個人對聲音的喜好不同，對某人來說是天籟之音，對另一個人卻可能是噪音。有研究證實，噪音會使睡眠中斷，即使並沒有因噪音而醒過來，但腦波卻顯示已受到影響而中斷睡眠狀態。所以寢室的隔音一定要做好，不要受外在環境，例如車水馬龍的影響。

噪音的定義並不容易，有些低頻的輕音樂可誘導睡眠，但不預期的、突然出現的聲音，的確會干擾睡眠。音樂能否助眠因人而異，有些放鬆音樂可使原本容易緊張的人放鬆而入眠，但對有些人卻反而造成反效果，所以個別差異很大。如果原本就有聽音樂睡覺的習慣，則開著音樂也無妨，但聲音不要太大；原本沒有這習慣的人，可試試輕柔、小小聲的音樂，但如果不習慣，還不如讓睡眠環境保持寧靜，睡眠品質會比較好。

溫溼度

音樂與噪音

寢具選擇

　　有些人認為寢具可以隨意。反正人已睡著，對於環境已無任何感覺了。其實這個觀念是錯誤的。不適當的寢具反而會讓你睡得更累，或更不容易入睡。因此，好的寢具不管是對睡眠品質、或是身體肌肉都有很大的幫助。

1.床墊的軟硬度要適中，床單與棉被要透氣、吸汗

　　床墊對睡眠本身的影響不大，但對某些疾病的患者會有影響，間接的也會影響睡眠。床墊的軟硬度各家差異大，選購時

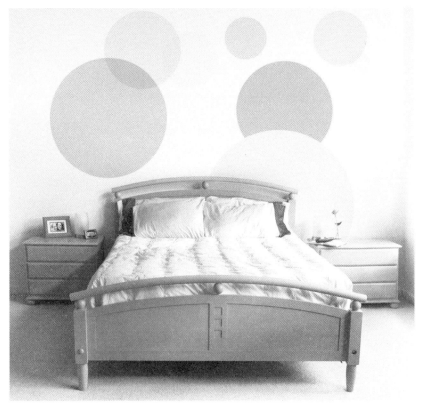

▲ 選擇適宜的床墊，對睡眠品質有一定的助益。

可直接試躺看看。平躺時，腰椎會有一個小曲度，把手放進去，如果腰椎直接貼在手上，表示這床墊太軟了，患有慢性下背痛的患者會感到不舒服，甚至有患者會半夜被痛醒。床墊太軟造成身體不舒服的患者不少，但因為床墊太硬而不舒服的患者，反而比較少見。

床墊、床單與棉被的軟硬度影響不大，但材質的透氣、吸汗與否卻很重要，因為正常人睡眠時體溫會下降，以誘導睡眠產生，睡覺時體溫的下降，與睡眠深度有關，如果透氣與吸汗度差，身體的熱氣無法散開，就可能影響睡眠深度，才會有人半夜被熱得醒過來。

2.枕頭要夠大，一年到一年半換一次

現在市面上有各式各樣的枕頭，讓人眼花撩亂，其實什麼枕都不重要，重要的是要夠大，因為睡覺時姿勢會變換，如果枕頭太小，頭會掉出枕頭外，很多患者的落枕都是這樣來的。枕頭的寬度，約為雙人床的一半大小、或小一點點，最適合。

至於枕頭要不要有人體功學、要不要有記憶功能，其實都不重要，因為每個人的頸部曲度都不同，所以所謂人體功學的曲度，不見得適合每個人；且睡覺時會變換姿勢，所以記憶功能的枕頭也幫助不大。最好選擇有一定彈性及附著度的枕頭，即足以支撐頸部及頭部。

枕頭的高度可隨個人喜好選擇，厚薄皆可，舒服就好，但不建議不使用枕頭，因為睡眠在快速動眼期時，頸椎會失去張

力，頸部要有足夠的支撐比較好；睡覺時頭部過度後仰也不好，會影響呼吸道的順暢，使人睡不好。

建議枕頭最好一年到一年半換一次，因為睡久了，枕頭的材質會被壓扁，或許自己沒有感覺，但枕頭低到一定程度會不舒服，有些患者的落枕就是因此產生的，換了枕頭就改善了。即使是號稱可使用很久的枕頭，也要定期更換。

另外，對於過敏性鼻炎、皮膚炎等的患者，除了慎選枕頭材質外，清潔更重要，即使是抗菌防蟎材質的枕頭，也要定期清潔。

不合適的枕頭會導致什麼樣的症狀？

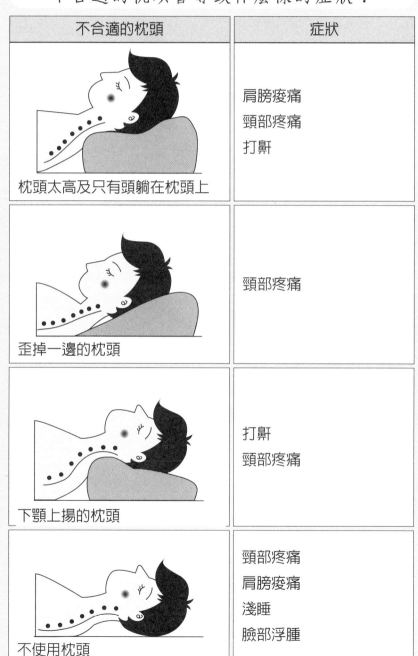

不合適的枕頭	症狀
枕頭太高及只有頭躺在枕頭上	肩膀痠痛 頸部疼痛 打鼾
歪掉一邊的枕頭	頸部疼痛
下顎上揚的枕頭	打鼾 頸部疼痛
不使用枕頭	頸部疼痛 肩膀痠痛 淺睡 臉部浮腫

睡眠姿勢

　　對於一般身體健康的人，因為人在睡覺時會一直變換姿勢，所以並不需要特別注意睡覺前的姿勢，也沒有什麼姿勢可以幫助睡眠；但對患有某些疾病的患者，是可以有些「小撇步」來改善的。

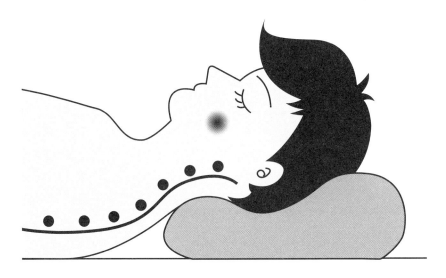

▲ 正確的躺枕頭方式是肩膀以上到頭部皆放在枕頭上。由於從後腦勺到頸部肌肉等全部的頭部都被支撐著，因此可減輕肩膀痠痛及頸部痠痛等現象。

1.呼吸中止症候群的患者

　　睡覺時頭部後仰更會因打呼、呼吸暫時中止而醒過來，所以側躺會睡得比較好。目前市面上有些特殊的枕頭可以輔助，也可以在一邊的肩膀下墊個厚的小枕頭或毛巾墊，也有人在一邊的衣服下縫個網球，幫助患者保持側睡姿勢。

2.五十肩、關節炎等關節疾病的患者

可以在患處墊個小枕頭，半夜比較不會被痛醒；腰椎疾病或下背痛的患者，可以在大腿下放個小枕頭，以減少腰椎的壓力，或者側躺也會感覺比較舒服一點。

3.心臟疾病的患者

無法完全躺平睡覺，躺平容易使靜脈回流增加，導致氣促或喘不過氣來，所以要選擇高一點的枕頭，有些患者甚至要坐著睡覺。

4.孕婦

比較不適合仰躺睡覺，尤其是懷孕6個月以後，子宮加上胎兒的重量，會壓迫下腔靜脈，仰躺容易造成臀部疼痛或腳麻感，所以側躺比較好，也可以在一邊的臀部下墊一個小枕頭。

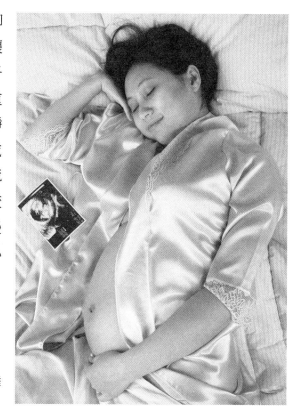

▶ 孕婦以側躺的方式睡覺比較好。

睡眠時間

人體有一定的生理節奏，24小時會有不同的生理變化，睡醒週期是其中的一環。通常在午飯後2小時，大約是下午1點到3點之間，以及凌晨1到3點之間，是人體最想睡覺的時間，這兩段時間很難維持清醒，注意力比較差，所以讀書工作效率很差，也最容易發生意外，所以必須熬夜的人，最好避開這兩個時段。

幾點該上床睡覺，其實沒有一定的規範，最重要的是要選擇固定的合理時間入睡。一般來說，晚上10～12點以前上床最好，如果常常要到更早或更晚才睡得著，可能已經有了提早或延遲的睡眠障礙；如果晚上很晚睡、早上又得很早起，隔天上午就會昏昏沈沈的，生活也會受影響。

對睡眠品質而言，規律、固定的上床時間更重要，即使睡同樣的時數，但規律睡眠的人，會比不規律睡眠的人睡眠品質更好，所以最好依自己的生活型態，找出最適合的固定上床時間。另外，睡眠時間足夠更重要，每個人對睡眠的需求差異很大，有兩個評估標準。白天會不會想睡覺？如果會，表示睡眠不足。假日會不會睡得特別多、睡到特別晚，甚至中午才起床？如果會，表示身體還在還睡眠債，平日睡眠並不足夠。

最佳的睡眠環境

　　「最佳的睡眠環境」因人而異，例如臥房的明暗、床墊之軟硬、室溫，以及獨眠或共枕皆各有所好。而有些自覺較會認床的人，通常對新的睡眠環境有著預期失眠的心理，這種預期心理往往比變換環境本身更易引起失眠。

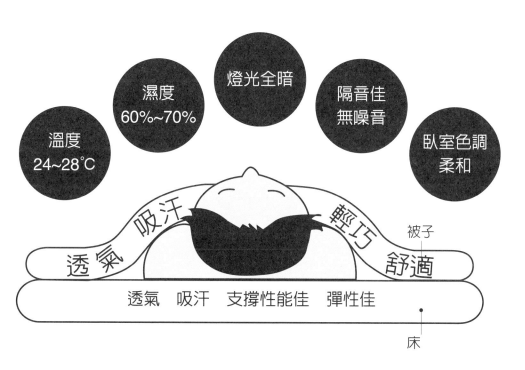

溫度 24~28℃

濕度 60%~70%

燈光全暗

隔音佳 無噪音

臥室色調 柔和

透氣　吸汗　輕巧　舒適

被子

透氣　吸汗　支撐性能佳　彈性佳

床

放輕鬆

　　容易失眠的人，白天的交感神經往往比較亢奮、容易緊張，肩頸肌肉僵硬、心跳加快；晚上上床後放輕鬆，減少生理上的亢奮狀態，可以睡得比較好。

　　不過有些人睡前仍一直在想工作上的事，尤其遇到壓力時，上床後仍一直思考，造成身體雖然很累，清醒系統卻很旺盛，當然睡不著；久而久之，這種情況被制約成為習慣，反而因為這時間清醒系統太旺盛，很多事情會在此時自然的被想起，即使沒有壓力，還是睡不著。因此睡前最好保持情緒平穩，使自己處於放鬆狀態，有助睡眠。

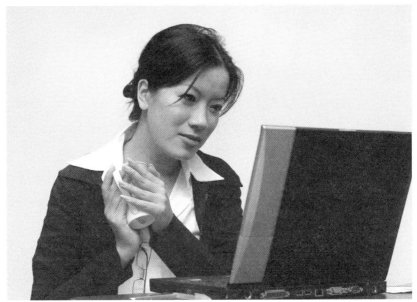

▲ 現代人白天辛勤工作一天，但到了晚上睡眠時間，腦袋還是繞著公事打轉，久而久之就易造成睡眠障礙。

第 5 篇

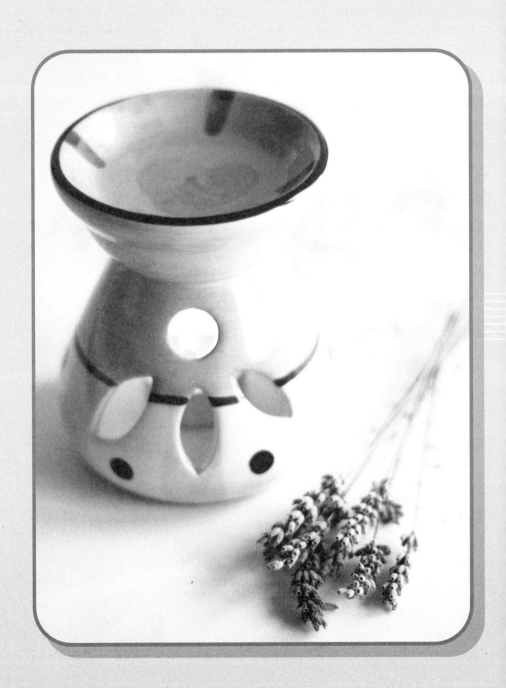

附錄

健康睡眠有問必答

Q1 每個人每天要睡滿8小時，才算正常嗎？每天至少要睡足幾小時才算足夠？

A： 需要睡多久才算足夠，一直是許多人爭論不休的話題。正常睡眠8小時，事實上也只是近代的產物，一個世紀前，人類的平均睡眠時間是9個小時，比現在足足多了一個小時；而大發明家愛迪生則認為睡覺是浪費時間的事情，建議人類根本不需要睡眠。事實上，睡眠時間的長短，受到許多先天體質、後天習慣以及外在社會環境的影響，個別差異甚大，沒有一定的標準。雖然最近的研究發現，睡眠6～8小時的人，比睡太長或太短的人，在健康與壽命方面都更好，但與其斤斤計較睡長睡短，還不如好好維護睡眠品質，對整體睡眠健康來得更重要。

Q2 晚上幾點上床、早上幾點起床，對人體是最好的時間？

A： 工業社會的誕生，打破了人類日出而作、日落而息的規律日夜週期；現代社會中，有許多人因為工作的需要，必須在不同的時間活動與休息。最近的研究顯示，輪班工作確實對睡眠品質及整體健康有影響，所以能夠的話，還是建議保持入夜休眠、白日活動的週期模式。由於午夜前後是睡眠期間生理活動的重要階段，所以盡量在午夜前就寢，並定時起床。假日期間也不要超過兩個小時以上，比較可以維護良好的睡眠品質。至於準確的就寢起床時間，則仍須考慮個人生活習慣及週遭的社會環境，依個別需求略做調整。

Q3 為什麼有些人睡眠時間很短卻很有精神，有些人卻總覺得睡不飽？

A： 睡眠時間並不是決定睡眠品質的唯一因素，白天的精神更受到許多生理、心理狀態的影響。所以無法恢復體力、精神的睡眠，也算是失眠的一種，需要就醫接受完整的身心評估。這些身心病因林林總總，從原發的睡眠疾病，包括睡眠呼吸中止、腳部不寧症候群及猝睡症等，到精神科的憂鬱、焦慮疾病，以及某些慢性的身體疾病等，都可能造成長期睡不飽的臨床表現，應該積極尋求專業醫療協助，不應輕忽、或只用安眠藥物來補足帳面上的睡眠長度，這樣只會延誤治療時機，甚至造成更嚴重的白天嗜睡、精神不佳，進而引起更多的後遺症。

Q4 精油或燻香對睡眠有幫助嗎？

A： 有睡眠障礙的人很多，但一般人對藥物治療感到害怕，進而使替代療法盛行。這些方法從簡單的助眠步驟，到物理性質的推拿按摩，乃至化學性質的健康療法或食品等成千成百，不僅讓人眼花撩亂，更常常使有睡眠障礙者無所適從。事實上，曾經過嚴謹科學方法檢驗的替代性療法屈指可數。對某些人來說，精油或燻香或許對他們的睡眠障礙有幫助，但這些個別經驗對其他人就不一定有效。對容易失眠的人來說，嘗試各種療法本就是人之常情，但若使用後睡眠障礙仍然持續，甚至出現反效果，就應及時尋求醫療協助。

Q5 有些人下午喝了茶或咖啡，晚上就睡不著，有些人卻毫無影響。為什麼？

A: 茶與咖啡具有中樞神經的興奮效果，所以往往容易干擾晚上的睡眠。因為體質的緣故，每一個人對茶或咖啡的反應會有極大的差異；且因為這類中樞神經興奮物質的特性，長期飲用與偶一為之者的反應又會有很大的不同。然而因為茶或咖啡對睡眠的潛在衝擊，一般都建議有睡眠障礙者盡量避免，以免造成持續的睡眠困擾。由於茶與咖啡中神經興奮物質的代謝時間可以長達5、6個小時，所以對這些物質較敏感者，若想飲用，建議避免在睡前5、6個小時內使用，才能一夜好眠。

Q6 聽音樂有助於放鬆心情、幫助睡眠嗎？睡前聽哪一類的音樂比較好？

A: 音樂的確有抒發情緒、放鬆心情的安撫作用，甚至有人將音樂當做治療的媒介，用來輔助處理種種的身心問題。坊間也有許多號稱具有療效的音樂，或是音樂選擇的建議。雖說這些建議多少有些理論根據，有些睡前音樂甚至也有廣泛的使用經驗，但是仍缺乏嚴謹的科學方法檢驗，因此無法放諸四海皆準。若要嘗試的話，建議以輕柔、節奏較為緩慢的音樂為首選。對某些人來說，因為歌詞內容往往容易觸動內心思緒，造成心情起伏，所以選擇時以單純樂音旋律的比較適合。

Q7 如果沒有睡著，但躺著閉眼休息，這樣也能使身體獲得休息嗎？

A: 在忙碌的工作之餘，能有機會閉眼養神一段時間，相信一定可以顯著提升工作效率。緊張的生活中，暫時歇歇腳喘口氣，即使時間短暫，但是再出發時一定覺得重新獲得力量，精力無窮。但是這種短暫的休息，跟真正的睡眠還是有極大的差別。基本上，躺著閉眼休息，只要意識仍清楚，我們的身體會保持清醒時期的運作方式，和睡眠狀態的生理活動迥然不同；雖然閉眼休息也有恢復身體機能的作用，但仍無法取代睡眠的獨特功能。休息與睡眠，看起來差別不大，也都對體力恢復有幫助，但基本生理運作方式大不相同，也無法互相取代。

Q8 有些人晚上睡不著，白天卻睡得很好，為什麼？

A: 大多數人的生理時鐘可以順應社會活動的需求，日出而做、日落而息；但仍有少數人的睡醒週期會固定在自我的生理時鐘裡，產生日夜顛倒的現象。若非因為輪班工作的需求，卻出現睡眠節律與社會節律脫序的情況，稱為「日夜節律睡眠障礙」。對這些人而言，他們必須相當努力才能維持正常的社交生活。例如老人家容易在傍晚時就想睡覺，但到午夜卻精神十足；或是年輕人越夜越美麗，但白天則萎靡不振，廣義來說，都屬於「日夜節律睡眠障礙」的一種。有些人則是因為長期的失眠，而將睡眠時間挪到白天，反而造成睡眠節律的問題，加重失眠現象。這些日夜節律的障礙，仍然容易影響整體身心健康，應該透過專業治療加以矯正。

Q9 晚上睡眠不足，利用中午的時間補眠，是不是能幫助身體休息？

A: 有失眠困擾的人，往往會擔心自己因為睡眠不足而導致身體疾病、神經衰弱等莫名的不舒服。因此，補眠成了失眠者的重要活動，甚至因此減少許多白天的活動。俗話說「越補越大洞」，對失眠者更是如此。補眠雖然在短暫時間內可以從生理上得到休息，以及由心理上獲得補償，但是過多的補眠，卻容易剝奪晚上睡眠的需求，反而在失眠以外更增加了日夜節律睡眠障礙的危險性，到最後日夜顛倒，生活作息大亂，得不償失。所以，若只是短期的睡眠不足，例如因工作或課業因素而熬夜，中午的補眠無可厚非；但若是長期失眠者，則補眠的助益不多，潛在影響卻很大。

Q10 中午有睡午覺習慣的人，晚上的睡眠會比較差嗎？

A: 早期睡眠衛生守則建議失眠的人嚴格遵守白天不要睡覺的原則，以增加晚上對睡眠的需求，提高入眠的驅動力。然而近來關於午睡的研究，卻不太一樣。午睡的習慣，可能受到個人體質、習慣、社會環境習俗等的影響，無法一概而論，有些人中午睡了午覺，晚上就難以入眠。但有些人反而需要睡午覺來促進晚上的睡眠，其原因目前正是睡眠醫學研究者最好奇的地方。在確切的生理機轉有答案之前，臨床上對午睡作用的回答，仍然是「如人飲水，冷暖自知」。也就是說，要自己評估過去午睡對睡眠的影響，來決定是否要保持午睡的習慣，以維護晚上的睡眠品質。

Q11

中藥和西藥可以一起服用嗎？

A: 中醫和西醫在診斷失眠的角度是不同的，因此，兩種藥物是否可以同時服用，目前仍在研究中。但從臨床表現來看，兩藥並用在一般的情況下，並沒有發生太大的問題。可是西藥的藥性包含強烈抑制病症的成分。因此，如果要兩藥並用，一定要先和中醫師或專精中藥的藥劑師商量才行。

Q12

長期失眠會使人變笨或變胖嗎？

A: 長期失眠對身體健康的影響，一直是醫學上爭論不休的話題。醫界早期認為，睡眠障礙不過是其他疾病的症狀表現，睡眠障礙本身並不會影響身心健康。但近年來的研究發現，短期的剝奪睡眠，就可能使健康的年輕人血糖控制變差。因此不難想像長期失眠可能帶來的健康衝擊。正因為如此，睡眠醫學界一直鼓吹必須將失眠當作一個疾病來處理，而不只是附屬的症狀，這點在近年來也獲得醫界認同。許多證據顯示，長期失眠容易跟一些慢性的身體疾病，特別是與糖類及脂肪代謝有關的代謝異常症候群、肥胖、糖尿病、高血壓等相關聯。長期失眠也容易導致認知功能的缺損，直接影響記憶、判斷、推理能力等。所以變笨或變胖，在失眠者身上，是有可能的。

Q13 有些人習慣自行到藥房買安眠藥服用，請問購買藥物要注意什麼？孕婦可以吃安眠藥嗎？

A: 雖然所有具有鎮靜安眠性質的藥物，都可以稱為安眠藥，但是醫學上所說的安眠藥，則是專指睡前使用、幫助進入睡眠或是維持睡眠的藥物。如果依照美國食品藥物管理局的嚴格定義，只有部分作用在中樞神經苯二氮平受體的藥物，才可以用來治療睡眠障礙。不過在國內，由於所有作用在苯二氮平受體的藥物均屬於管制藥品，因此如果沒有醫師處方，是無法在藥局自行購買的。也因此，通常在藥局買到的所謂安眠藥，多半是抗組織胺等含鎮靜性質的藥物，它們的療效並不確定，副作用亦未受到完整評估，所以並不建議自行到藥局買安眠藥服用。另外，一般並不建議孕婦使用安眠藥，即使萬不得已非用不可，也得時時注意藥物對胎兒的影響，在醫師的監測下使用。

Q14 聽說多曬太陽或是接近大自然，對睡眠會有幫助，真的嗎？

A: 睡眠的節律受到許多內外在因素的調節，這些因素當中，太陽光占有十分重要的地位。陽光不但是非常重要的提時者，還可以透過一連串的生理活動，來調節內在的生理時鐘。所以傾向晚睡晚起的人，可以嘗試在上午多曬陽光，想辦法使睡眠的時間往前移動；而早早就想入睡的人，則可以利用下午的時間曝曬陽光。也因為陽光對睡眠的影響，用人造光線來做光照治療，也成為睡眠醫學上的治療利器，廣泛運用在許多睡眠障礙的治療上。至於接近大自然，除了增加陽光曝曬的機會，透過一些天然物質的吸取，以及身心的放鬆，對睡眠的品質應該有正面的影響。

Q15 聽說安眠藥不可吃超過半年，否則會上癮。如果必需長期服用的話，應該要一直換安眠藥種類。真的嗎？

A: 不對。吃安眠藥是不是會上癮，其實還有很多爭議，例如每天必須吃一顆算不算上癮？觀念仍很模糊。早期安眠藥大多只做一個月的研究，但一般使用安眠藥多超過一個月。近年來已有不少半年以上的研究，所謂「不可吃超過半年」，就是因為到目前為止的研究報告，大多仍只有半年左右，持續半年以上的成癮性則沒有研究數據可佐證。

可以確定的是，如果自己去買安眠藥服用，則因為劑量不易控制，的確有成癮的可能。會上癮的兩個最重要的因素是不合理使用與不合理劑量，例如有人可能一天吃三次、有人一睡不著就一直增加劑量（甚至有人一次吃十顆以上），都是很危險的。

因為安眠藥在人體作用的位置都一樣，都是作用在苯二氮平受體上，所以如果沒有正確使用，一直換安眠藥也不會降低成癮性。要減少上癮的可能，就是以藥效弱的取代藥效強的、間斷性使用取代長期使用。醫師會視患者的情況開給適合的安眠藥，所以在醫師的監督下使用是安全的。

到哪裡做睡眠檢查？

≡ 臺灣睡眠醫學會網址　http://www.tssm.org.tw/check.php ≡

北部

睡眠實驗中心	科別	電話	網址
臺北			
臺北醫學大學附設醫院睡眠中心	睡眠中心（跨科整合）	02-27372181	http://www.tmch.org.tw/
臺北榮民總醫院	胸腔部	02-28712121	www.vghtpe.gov.tw
臺北榮民總醫院	呼吸治療科	02-28712121	www.vghtpe.gov.tw
臺北榮民總醫院	神經內科	02-28712121	www.vghtpe.gov.tw
臺大附屬醫院	精神部	02-23123456	www.mc.ntu.edu.tw
臺大附屬醫院	神經內科	02-23123456	www.mc.ntu.edu.tw
臺大附屬醫院	胸腔內科	02-23123456	www.mc.ntu.edu.tw
三軍總醫院	胸腔內科	02-87923311	http://www.tsgh.ndmctsgh.edu.tw/
三軍總醫院	精神科	02-87923311	http://www.tsgh.ndmctsgh.edu.tw/
臺北市立療養院	神經科	02-27263141	http://www.tcpc.gov.tw/
臺北新光醫院	胸腔內科	02-28332211	http://www.skh.org.tw/
恩主公醫院	胸腔內科	02-26723456	http://www.eck.org.tw/
板橋亞東醫院	胸腔內科	02-89660906	http://www.femh.org.tw/
淡水馬偕醫院	胸腔內科	02-28094661	http://www.mmh.org.tw/
基隆長庚醫院	胸腔內科	02- 4313131	http://www.cgmh.com.tw/
慈濟綜合醫院臺北分院	胸腔內科	02-66289779	http://www.tzuchi.com.tw

睡眠實驗中心	科別	電話	網址
桃園			
林口長庚醫院	睡眠障礙特別門診	03-3281200	www.cgmh.org.tw
新竹			
新竹東元醫院	精神科	03-5527000	w3.tyh.com.tw
苗栗			
苗栗醫院	精神科	037-261920	www.mil.doh.gov.tw
為恭醫院	精神醫療中心	037-676811	www.weigong.org.tw
宜蘭			
羅東博愛醫院	胸腔內科	03-9543131	http://www.pohai.org.tw/
員山榮民醫院	精神科	03-9222141	www.ysvh.gov.tw

睡眠實驗中心	科別	電話	網址
嘉義			
臺中榮民總醫院	胸腔內科	04-23592525	http://www.vghtc.gov.tw/
中國醫藥大學附設醫院	胸腔內科	04-22052121	http://www.cmuh.org.tw
中山醫學大學附設醫院	復健科	04-24739595	http://www.csh.org.tw/
中山醫學大學附設醫院	胸腔科	04-24739595	http://www.csh.org.tw/
中港澄清醫院	耳鼻喉科	04-24631166	http://www.ccgh.com.tw/
署立豐原醫院	胸腔內科	04-25271180	http://www.fyh.doh.gov.tw/
彰化			
彰化基督教醫院	精神科	04-7238595	http://www.cch.org.tw/
雲林			
臺大醫院（雲林分部）	精神科	05-5323911	www.ylh.ntuh.mc.ntu.edu.tw

南部

睡眠實驗中心	科別	電話	網址
嘉義			
嘉義長庚醫院	胸腔內科	05-3621000 轉2585	http://www.cgmh.org.tw/sleep-centerjia/
嘉義聖馬爾定醫院	神經內科	05-2756000	http://www.stm.org.tw/
國立中正大學心理學系	胸腔內科	05-2720411 轉22201、22202	http://www.psy.ccu.edu.tw/
嘉義慈愛醫院	神經內科	05- 5871111	http://www.tagh.org/dot/
臺南			
臺南市立醫院	胸腔內科	06- 260-6351	http://www.tmh.org.tw/
高雄			
高雄榮民總醫院	胸腔內科	07-342-2121	http://www.vghks.gov.tw/
高雄長庚醫院	胸腔內科	07-7317123	http://www.cgmh.com.tw/
高醫附設醫院	胸腔內科	07-3121101	http://www.kmuh.org.tw/
高醫附設醫院	神經科	07-3121101	http://www.kmuh.org.tw/
義大醫院	胸腔內科	07-6150011	htp://www.edah.org.tw/
屏東			
屏東基督教醫院	精神科	08-7368686	www.ptch.org.tw

 東部

睡眠實驗中心	科別	電話	網址
花蓮			
玉里榮民醫院	精神科	03-8883141	http://www.vhyl.gov.tw/
台東			
行政院衛生署台東醫院	精神科	089-3241122	www.tait.tpg.gov.tw

睡眠日誌

臺北醫學大學附設醫院睡眠中心

姓名：　　　　　病歷號：

　　若您覺得有睡眠問題困擾時，填寫以下這分「睡眠日誌」，可以讓您更了解自己的生活作息及發生睡眠障礙可能的原因，也可以讓醫療團隊更了解您的睡眠情況。每天分3時段，包括早上起床後、午睡後、晚上睡前30分鐘填寫，請按照實際狀況每天填寫，並持續至少1個禮拜。

⊙ 每日睡醒後立即填寫

日期：6/12 星期：一 （範例）	日期 星期 ：	日期 星期 ：	日期 星期 ：	日期 星期 ：	日期 星期 ：	日期 星期 ：	日期 星期 ：
1.是否使用任何幫助睡眠的物質？量多少？ 牛奶 500cc							
2.上床時間？ 23：00							
3.多久入睡？ 10分鐘							
4.中間醒來幾次？原因？ 2次 上廁所							
5.起床時間？ 6：00							
6.總計睡眠時間？ 7小時							
7.睡眠品質？ 3							
8.醒來時的覺醒程度？ 3							

- 7.睡眠品質評估：
  1：非常差　　2：不好　3：還可以　4：很好　5：非常好
- 8.覺醒程度評估：
  1：非常想睡　2：頭昏、有點想睡　3：不想睡但不是很清醒
  4：清醒著　　5：非常清醒、有活力

⊙ 午睡或其他小睡時間於醒後五分鐘內填寫

	日期：6/12 星期：一 （範例）	日期 星期 ：	日期 星期 ：	日期 星期 ：	日期 星期 ：	日期 星期 ：	日期 星期 ：	日期 星期 ：
9. 正午時精神如何？	2							
10.是否有午睡？ 睡多久？	13：00 30分鐘							
11.下午的覺醒程度？	4							

- 9. 睡眠品質評估
  1：非常差　2：不好　3：還可以　4：很好　5：非常好
- 11. 覺醒程度評估
  1：非常想睡　2：頭昏、有點想睡　3：不想睡但不是很清醒　4：清醒著
  5：非常清醒、有活力

⊙ 晚上睡前30分鐘填寫

	日期：6/12 星期：一 （範例）	日期 星期 ：	日期 星期 ：	日期 星期 ：	日期 星期 ：	日期 星期 ：	日期 星期 ：	日期 星期 ：
12. 今天是否有運動？時間多久？	下午3點打網球1小時							
13.今日是否食用刺激物（菸、酒、檳榔、咖啡、茶、可可、可樂…）？	晚上7：30 威士忌 150cc							
14.今日是否服用藥品？量？	22：30 安眠藥1顆							
15.睡覺前的覺醒程度？	22：30 安眠藥1顆							

- 15. 覺醒程度評估
  1：非常想睡　2：頭昏、有點想睡　3：不想睡但不是很清醒
  4：清醒著　5：非常清醒、有活力

小兒氣喘

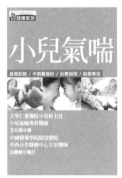

定價：230元

《小兒氣喘》一書，旨在教導大家從兒童時期即開始關注氣喘所造成的威脅，透過書中疾病檢查診斷流程表，你可初步判斷自己的孩子是否患有氣喘？並進一步告訴你氣喘的致病因子有哪些？教你如何遠離氣喘的風暴、控制氣喘發病的誘因、認識氣喘的階段性治療及預防性治療，並且瞭解何謂過敏體質？認識各種過敏原，以及如何與醫師配合，從飲食起居等生活上加強自我療癒。此外，另以中醫的理論，探討小兒氣喘的各種症狀，並針對不同病症，提供適切的漢方治療。

本書的特色：
- 以淺顯易懂的文字，搭配詳盡活潑的圖示，讓你輕鬆瞭解什麼是小兒氣喘？
- 結合西醫及中醫理論，將氣喘引起的原由及治療和改善方法作深入的剖析。
- 從飲食及居家護理等各個層面，提供簡單實用的方法，教你遠離氣喘威脅。
- 提供漢方Q&A，讓人更清楚瞭解中藥的服用原則。

口腔保健

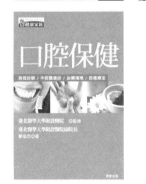

定價：230元

「牙痛不是病，痛起來要人命」，那種疼痛難耐的滋味，相信許多人都有經驗，尤其面對著滿桌的豐盛菜餚，卻無福消受時，才肯找牙醫師檢查與治療。但千萬別小覷了牙齒酸軟或牙齦流血等輕微症狀，小小的牙齒疾病皆可能引發攸關全身性的疾病，威脅到生命健康，因此「牙痛當然是病」，你我必須做好維護身體健康的第一道防線。

本書的特色：
- 以深入淺出的文字，搭配詳盡的圖示，讓你可以更清楚的瞭解牙齒的結構、保健及口腔問題。
- 結合西醫及中醫理論，將引起口腔疾病的原因及治療、改善方法做深入的剖析。
- 從飲食、居家護理等各個層面，提供簡單實用的方法，教你遠離牙痛的夢魘。
- 以Q&A的方式解答常見的口腔問題，文詞生動活潑、易懂易讀。

國家圖書館出版品預行編目資料

失眠/李信謙、張佳蓓、盧世偉、李佳純著.
— 初版. — 臺北縣新店市：晨星，2007[民96]
　　面；　　公分. —（健康家族；03）

ISBN 978-986-177-102-1（平裝）
1.失眠病　　2.中西醫結合治療

415.943　　　　　　　　　　　　　　　96004290

健康家族 03

失眠

作者	李信謙醫師、張佳蓓醫師、盧世偉心理師、李佳純
企劃編輯	吳怡芬
執行編輯	張惠欣、葉慧蓁
美術編輯	林姿秀
發行人	陳銘民
發行所	晨星出版有限公司台北編輯室
	台北縣新店市231北新路3段82號11F之4
	TEL:(02)89147114　89146694　FAX:(02)29106348
	E-mail:service-taipei@morningstar.com.tw
	http://www.morningstar.com.tw
	行政院新聞局局版台業字第2500號
法律顧問	甘龍強律師
承製	知己圖書股份有限公司　TEL:(04)23581803
初版	西元2007年9月
總經銷	知己圖書股份有限公司
	郵政劃撥：15060393
	〈台北公司〉台北市106羅斯福路二段95號4F之3
	TEL:(02)23672044　FAX:(02)23635741
	〈台中公司〉台中市407工業區30路1號
	TEL:(04)23595819　FAX:(04)23597123

定價 200 元

Published by Morning Star Publishing Inc. Printed in Taiwan

（缺頁或破損的書，請寄回更換）

ISBN 978-986-177-102-1

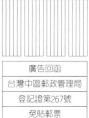

407

台中市工業區30路1號

晨星出版有限公司

更方便的購書方式：

(1) 網站：http://www.morningstar.com.tw

(2) 郵政劃撥　帳號：15060393

　　　　　戶名：知己圖書股份有限公司

　　請於通信欄中註明欲購買之書名及數量

(3) 電話訂購：如為大量團購可直接撥客服專線洽詢

◎ 如需詳細書目可上網查詢或來電索取。

◎ 客服專線：04-23595819#230　傳真：04-23597123

◎ 客戶信箱：service@morningstar.com.tw

◆ 讀 者 回 函 卡 ◆

以下資料或許太過繁瑣，但卻是我們瞭解您的唯一途徑
誠摯期待能與您在下一本書中相逢，讓我們一起從閱讀中尋找樂趣吧！

姓名：＿＿＿＿＿＿＿＿＿＿ 性別：□ 男 □ 女 生日： ／ ／

教育程度：＿＿＿＿＿＿＿＿

職業：□ 學生 □ 教師 □ 內勤職員 □ 家庭主婦
　　　□ SOHO族 □ 企業主管 □ 服務業 □ 製造業
　　　□ 醫藥護理 □ 軍警 □ 資訊業 □ 銷售業務
　　　□ 其他＿＿＿＿＿＿＿＿＿

E-mail：＿＿＿＿＿＿＿＿＿＿＿＿＿ 聯絡電話：＿＿＿＿＿＿＿＿

聯絡地址：□□□＿＿＿＿＿＿＿＿＿＿＿＿＿＿＿＿＿＿

購買書名：＿＿＿＿＿＿＿＿＿＿＿＿＿＿＿＿＿＿

‧本書中最吸引您的是哪一篇文章或哪一段話呢？＿＿＿＿＿＿＿＿

‧誘使您購買此書的原因？

□ 於＿＿＿＿書店尋找新知時 □ 看＿＿＿＿報時瞄到 □ 受海報或文案吸引
□ 翻閱＿＿＿＿雜誌時 □ 親朋好友拍胸脯保證 □＿＿＿＿電台DJ熱情推薦
□ 其他編輯萬萬想不到的過程：＿＿＿＿＿＿＿＿＿＿＿

‧對於本書的評分？（請填代號：1. 很滿意 2. OK啦！ 3. 尚可 4. 需改進）

封面設計＿＿＿＿ 版面編排＿＿＿＿ 內容＿＿＿＿ 文／譯筆＿＿＿＿

‧美好的事物、聲音或影像都很吸引人，但究竟是怎樣的書最能吸引您呢？

□ 價格殺紅眼的書 □ 內容符合需求 □ 贈品大碗又滿意 □ 我誓死效忠此作者
□ 晨星出版，必屬佳作！ □ 千里相逢，即是有緣 □ 其他原因，請務必告訴我們！
＿＿＿＿＿＿＿＿＿＿＿＿＿＿＿＿＿＿＿＿＿＿＿＿＿＿＿＿

‧您與眾不同的閱讀品味，也請務必與我們分享：

□ 哲學 □ 心理學 □ 宗教 □ 自然生態 □ 流行趨勢 □ 醫療保健
□ 財經企管 □ 史地 □ 傳記 □ 文學 □ 散文 □ 原住民
□ 小說 □ 親子叢書 □ 休閒旅遊 □ 其他＿＿＿＿＿＿＿＿＿

以上問題想必耗去您不少心力，為免這份心血白費
請務必將此回函郵寄回本社，或傳真至（04）2359-7123，感謝！
若行有餘力，也請不吝賜教，好讓我們可以出版更多更好的書！

‧其他意見：

晨星出版有限公司 編輯群，感謝您！